JN279386

共依存

自己喪失の病

吉岡 隆 編

中央法規

すいせん

共依存というキーワード

「共依存という言葉にはどこかアンビバレントな響きがある。何かとても本質的な問題を言い当てているようでもあり，当たり前のことを大げさに言い立てているようでもあり，といったところである」。

これは，5年ほど前に，「共依存の社会学」という文章を書いたときの言葉である。この感慨は，5年後の今も基本的に変わっていないが，微妙に変化もした。変わっていないのは，「アンビバレントな」というところである。「共依存は病気なのか病気じゃないのか」「共依存型の文化や社会は否定すべきなのか肯定すべきなのか」「共依存よりも親密な関係性の方がよいと本当に言い切れるのか」といった疑問は，この概念が知れわたるようになってからむしろ強まったようにさえ思える。

一方，変化したのは，「当たり前のことを大げさに言い立てている」というところである。この言葉がそれなりにわれわれの社会に定着したことによって，こうした印象は薄れた。私はこの言葉は日本ではそれほど受け入れられないだろうと予想していた。日本社会で共依存は当たり前のこと，というよりも，それは日本人の対人関係の基本原理と重なっており，それを対象化するのは難しいと思ったからである。この予想は半分当たり半分外れた。アメリカのように一般的なベストセラーになるまでには至らなかったが，専門家の間ではかなり知られるようになった。そして，本書の第1章にもみられるように，少なからぬ人々が自分を語る際のキーワードとしてこの言葉を使うようになった。

もう一つ予想と異なったのは，本書の第2章にみられるように，この言葉が専門家自身にも向けられるようになった点である。共依存の概念が，援助者—被援助者関係と無縁でないことは早くから指摘されていた。実際，自分自身を含め，周囲にいる臨床家たちの顔を思い浮かべて，「なんだ私たちのことか」と思った人も少なくないはずである。しかし，自分自身を「病理化」するのは辛い。自らの専門性自体が怪しくなってくる。だから，専門家自身，知ってい

て知らないふりをするか，解決済みの問題としてあらためて議論しないかどちらかになるだろうと思っていた。しかし，ここ数年，専門家自らが自分を語るために積極的にこの言葉を使うという現象があらわれてきた。専門家のための自助グループの試みが各地で活発化してきたことがそれを物語っている。

　共依存は専門家にとって決して他人事ではない。それは「治療」や「援助」という実践の本質と深く関わっている。したがって，一般の人々の語りだけでなく，専門家の語りもまた同様に検討されなければならない。本書の最大の魅力はここにある。それらが同等の問題であることを，本書の構成自体が示しているからである。

　20世紀の最後の数年間，われわれは共依存という言葉を手がかりに，自己を論じ，語り始めた。それは，自己を語る際に触れざるをえない何かがこの言葉に含まれているからであろう。本書は，20世紀末の臨床的現実に関する確かな証言として重要な意味をもっている。

東京学芸大学
野口裕二

目　次

すいせん　　1

序章　もうひとりの当事者 …………………………………… 7

- 困っている人を助けることはいけないこと？
- 設問は何か
- 巧妙で不可解で強力なもの
- アプローチ

第1章　家族関係から語る共依存 …………………………… 15

1. 夫のアルコール依存［自分のために生きている］……………… 16
2. 子どもの食物依存［自分のためにグループをつくる］………… 21
3. 夫の暴力［黙って受話器を置いた日］…………………………… 26
4. 夫の薬物依存［その人がいたからこそ気がついた］…………… 31
5. 児童虐待［生まれてきてよかった］……………………………… 36
6. 夫のアルコール依存［くもり後晴れ］…………………………… 41
7. 夫の性問題［いつも，どのようであったのか？］……………… 46
8. 夫のギャンブル依存［大切な出会いになりますことを……］… 51
9. 夫のアルコール依存・子どもの薬物依存
　　［心の中のカップからあふれ出したもの］……………………… 59
10. 子どもの食物依存［ACは免罪符］……………………………… 64
11. 子どものアルコール依存［アラノンが私に教えてくれたこと］… 69
12. 夫の暴力［バタード・ウーマンと共依存――私の理解］……… 74
解説．共依存症からの回復とは何か ………………………………… 80
- 病気としてでなく
- 共依存の発生
- 回復について

第2章 対人援助関係における共依存 …………………………………… 89

1. **教師・生徒関係** …………………………………………………… 90
   - タブーとしての共依存
   - 学校では顕在化しない共依存
   - 代理戦争としての問題行動
   - 学校でのサポート
2. **児童福祉施設職員・児童関係** ……………………………………… 99
   - はじめに
   - 子どもの虐待と児童養護施設
   - 体罰を導く子ども側の要因：虐待的人間関係の再現傾向
   - 虐待的な人間関係におけるケアワーカーの役割
   - 虐待的な人間関係の再現を生じるケアワーカー側の要因
   - おわりに
3. **ワーカー・クライエント関係** …………………………………… 108
   - 共依存との出会い
   - 嗜癖問題をもったクライエントと共依存
   - イネイブリングと共依存
   - パターナリズムと共依存
   - 共依存の玉突き現象
   - ワーカー・クライエント関係の終結と共依存
   - 共依存と燃えつき
   - 共依存と無関係の関係
   - 共依存にならないために共依存を経験する
4. **治療者・患者関係** ………………………………………………… 117
   - はじめに
   - 一般医療／精神科医療における二者関係について
   - 臨床における共依存／イネイブリングとサポートの違い
   - 集団療法もしくは家族教育
   - 最後に
5. **弁護士・依頼者関係** ……………………………………………… 126
   - はじめに
   - 弁護士のあり方について
   - 法律が予定する人間像
   - 債務整理事件における問題点
   - まとめ

- 6. **保健婦・来談者関係** ……………………………………………… 136
  - アル中の妻が病気？
  - 共依存を否認する援助者
  - 看護職と分裂病対応
  - 児童虐待と共依存
  - おわりに
- 7. **聖職者・信者関係** …………………………………………………… 145
  - 新米神父の挫折
  - アル中神父
  - 燃えつき症候群
  - 私の原家族
  - 救世主（セイビュアー）コンプレックス
  - ロー・セルフエスティーム
- 8. **セラピスト・クライエント関係** ……………………………… 152
  - はじめに
  - 「共依存」とは
  - セラピストのもつ「共依存」性とは？
  - 対人援助場面における「共依存」性を克服するために
  - おわりに
- 9. **回復者カウンセラー・依存症者関係** ………………………… 162
  - はじめに
  - どこまでがスタッフの役割か
  - ある通所者にハマってしまうこと
  - 不安で相手を飼いならす
  - 二つの立場の間で
- **解説. 対人援助職の共依存** ……………………………………………… 171
  - 対人援助サービスに対するニーズの広がり
  - 人を援助する仕事とその適性
  - 援助職者の特質と共依存的傾向
  - 職業上の援助関係における共依存のもたらす問題
  - 職業上の援助関係における共依存的関係と嗜癖行動の特徴
  - 対人援助職をめざす人への教育
  - 現任者へのスーパービジョン

第3章 各分野からみた共依存 181

1. 精神医学の立場から 182
［精神科臨床医の立場からみた共依存──概念の有用性と限界について］
- 共依存概念とその拡張化への批判
- 「共依存」の精神医学
- 共依存「症」か人生上の自由な選択か

2. 臨床心理学の立場から 195
［臨床心理学の立場からみた共依存］
- はじめに
- 共依存の概念と定義
- 家族状況
- カウンセリング場面で見られる共依存
- おわりに

3. 教育学の立場から 204
［教育における共依存］
- 私の経験
- アメリカの教育組織
- 教育における情報の影響

4. 文化人類学の立場から 211
［「甘え」と「共依存」──互いを映しだす鏡］
- はじめに
- 「共依存」と「甘え」の比較
- 「甘え」からみた「共依存」,「共依存」からみた「甘え」
- 甘え＝共依存－エスカレーション
- 残る課題

終章 共依存症（コ・ディペンデンシー）の特徴と回復 223
- 共依存症のもつ背景
- 共依存症者の行動パターンと対処法

資料　セルフヘルプ・グループ等一覧 236
あとがき 238
執筆者一覧 241

序章

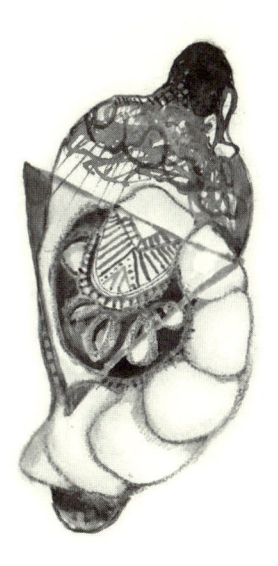

もうひとりの当事者

吉岡　隆（こころの相談室「リカバリー」）

困っている人を助けることはいけないこと？

　1985年，ひとりのセラピストが1冊の本を著し，センセーションを巻き起こした。それが『愛しすぎる女たち』（読売新聞社）である。著書はロビン・ノーウッド。3年後，彼女はこの本を読んだ読者からの手紙をもとにして，『愛しすぎる女たちからの手紙』（読売新聞社）という本も出している。この2冊の本は日本でも多くの読者を得たが，私もこの2冊から多大な影響を受けたひとりである。
　この本の中では，共依存の問題を抱えた女性が，登場人物の多くを占めてはいたが，私がそれほどまでに影響を受けたには理由がある。そこに私の一部，

もしくは私そのものが描かれていたからだ。それは時間の経過とともに，1枚の白い印画紙が，現像液の中で写真となっていくプロセスに似ていた。

共依存は，依存症者の家族病理として取り上げられることが多い。最も多く登場するのは，アルコール依存症者の妻である。いつからか，夫のアルコール問題に一喜一憂することが，彼女の日常生活になっている。今日は会社に行くのだろうか。今日はどれくらい飲んでくるのだろうか。今日は何時頃帰ってくるのだろう…。

そして夫のアルコール問題が周囲にも知れるようになるのと並行して，自分への非難も耳にするようになる。「奥さんが口うるさいからだ」「あんなに飲むようになったのは，結婚してからだ」。かくして今まで以上に彼女は夫をコントロールしようと必死になり，その尻拭いに奔走する。

とうとう自分では解決不能なところまできて，やっと相談機関や医療機関を訪れる。そこで彼女は夫のアルコール問題を切々と訴える。だが話の後で，思いもよらぬ言葉が返ってきた。「あなたが病気だ」。夫の問題を話してきたのに，なぜ私が…。むろん彼女には援助者が「病気」という言葉を使うことで，彼女の人格を保護していることなど気づく余裕はない。

自分もセラピーを受けたり，セルフヘルプのミーティングに出る必要があったとわかるまで，さらに何年かの時間を要することになる。それまでの間，彼女の心の中では，「困っている人を助けることはいけないこと?」という言葉が，反芻されることだろう。

むろん，困っている人を助けることはいけないことではない。手助けする機会を逸すれば，命をなくす人もいるだろう。しかし逆に，余計な手助けをすることで命をなくす人もいるのだ。その典型が依存症者である。つまり助けることが問題なのではなく，助け方が問題なのだ。

共依存は，一見，善意とか愛とかいう言葉でカモフラージュされている。が，それは真実ではない。なぜなら相手が手助けを必要としたわけではなく，自分が手助けする機会を必要としただけだからだ。危険な匂いのする男，頼りなげで母性本能をくすぐる男は，彼女にとって格好の相手となる。そして，イネーブリングという彼女の「最高の技術」が，そこで発揮される。むろんそうした相手との関係は，自立したものではないのだから，そこで育まれる愛も対等な

ものではない。

　なぜ自分は自立した男には惹かれずに，危険な，あるいは頼りない男に惹かれるのか。そこが自分のテーマだと気づけば，そこから自分の原家族での人間関係にも踏み込んでいけるだろう。そして，そこに低い自己評価や怒り，孤独や見捨てられ不安，恨みや自己憐憫の感情を発見するかもしれない（図1）。

図1　『嗜癖行動』の意味

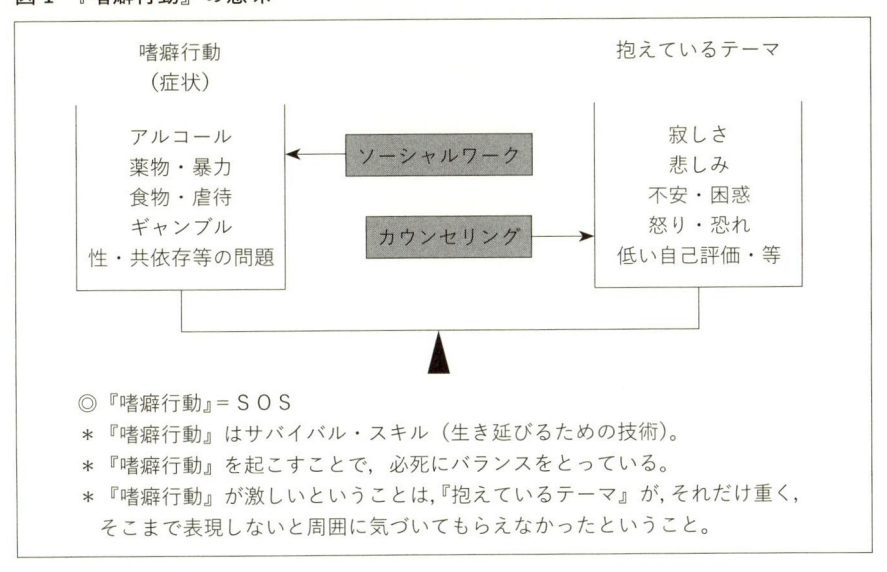

```
        嗜癖行動                          抱えているテーマ
        （症状）

       アルコール         ┌─────────┐          寂しさ
       薬物・暴力     ←──│ ソーシャルワーク │          悲しみ
       食物・虐待         └─────────┘          不安・困惑
       ギャンブル         ┌─────────┐──→      怒り・恐れ
    性・共依存等の問題    │  カウンセリング │         低い自己評価・等
                          └─────────┘
                   └──────────┬──────────┘
                              ▲

◎『嗜癖行動』＝ＳＯＳ
＊『嗜癖行動』はサバイバル・スキル（生き延びるための技術）。
＊『嗜癖行動』を起こすことで，必死にバランスをとっている。
＊『嗜癖行動』が激しいということは，『抱えているテーマ』が，それだけ重く，
　そこまで表現しないと周囲に気づいてもらえなかったということ。
```

設問は何か

　依存症関係の分野では，依存症者本人，家族，対人援助者それぞれにセルフヘルプ・グループがある。

　ある家族グループのミーティングハンドブックには，「メンバーになるために要求される唯一のことは，親族や友人の中にアルコール問題があることだけである」と書かれている。また，別の家族グループでも，「メンバーであるために要求される唯一のことは，家族や友人の中に薬物の問題をもっている人がいるということだけである」と書かれている。それがメンバーシップの条件というのであれば，むろん外部の人間がとやかく言う筋合いはない。しかし，私は以前から何かすっきりしないものを，そこに感じていた。やがてそこには，二つ

の大事なテーマが抜け落ちていることがわかった。一つは，自分の問題が何であるかということであり，もう一つは，それを解決するためには何が必要かということである。

　では，アルコール依存症者のグループであるＡＡの場合はどうだろう。「ＡＡのメンバーであるために要求される唯一のことは，酒をやめたいという願望だけである」と「ＡＡの12の伝統」の伝統３には書かれている。つまり自分の問題は酒であり，それを解決するためには酒をやめたい願望が必要だということが，この一文にしっかりと記されているのだ。それは薬物依存症者のグループであるＮＡの場合も同様である。

　依存症者がアルコールや薬物に依存する一方で，家族は自分が何に依存しているのかということに気づかない。家族にとっては依存症者がアルコールであり，薬物になっているのだが。だから，家族もまた回復が必要な「もうひとりの当事者」なのだ。

　当初は相手に100％責任があると思っても，人間関係である以上，それで済ませるわけにはいかなくなる。相手の問題と自分の問題との間にきちんと境界線を引く作業が必要だし，自分の問題を引き受け，それに向き合う勇気も必要になってくるからだ。

　その意味で，無名の共依存症者の集まり（CoDA＝Co-Dependents Anonymous）のステップと伝統は役立つことだろう。「われわれは，他人に対して無力であり，生きていくことがどうにもならなくなったことを認めた」とステップ１には書かれているし，「CoDAのメンバーになるために要求される唯一のことは，健康的で愛情豊かな関係を持ちたいという願望だけである」と伝統３には書かれているからだ。

　設問はこうだ。「私はこの問題から何を学べばよいのか」。つまり相手にアルコール問題があるとか，薬物問題があるとかいうことに焦点を合わせるのではなく，自分に共依存の問題があり，そこから回復したいという願望をもつことに焦点を合わせることが解決策なのだ。だから，依存症者の家族（＝被害者）という位置に身を置いているかぎり，家族の回復は望めない。

　もし，カウンセリングで焦点化するテーマとセルフヘルプが焦点化するテーマとが一致したならば，「家族の回復は遅い」などという言葉も消し去ること

ができるのではないだろうか。

巧妙で不可解で強力なもの

　嗜癖には，アルコール・薬物などの化学物質や，食物などの物質に依存する［物質嗜癖］と，ギャンブルや買物・仕事・宗教・窃盗・エクササイズ（運動）などの行為過程に依存する［プロセス嗜癖］と，セックスや恋愛や人間関係そのものに依存する［人間関係嗜癖＝共依存］がある。

　物質嗜癖とプロセス嗜癖は二次嗜癖とも呼ばれ，これらの治療をしてから半年ないし１年したら，共依存の治療をすべきだという治療者もいる。つまり，共依存は二次嗜癖の底流として，あらゆる嗜癖に潜んでいると考えているからである。私自身は，これら三つの嗜癖が，しばしば同一人物の中に存在する事実を見て，そのうちのどれが中核嗜癖になっているのかに関心をもつようにしている（図２）。

　物質嗜癖もプロセス嗜癖も，それで社会生活が破綻するようになれば，誰の目にも「問題」として映りやすい。だが，共依存は，そこに文化や価値観など

図２　嗜癖（依存症）の相談・治療

	二次嗜癖		一次嗜癖
依存症者	①物質嗜癖 （摂取型嗜癖） アルコール 薬物・食物 etc.	②行為過程嗜癖 （プロセス嗜癖） ギャンブル 仕事・買物 etc.	③人間関係嗜癖 （共依存） 人間関係 性・恋愛 etc.
	第１ステージ　⇨　第２ステージ　⇨　第３ステージ		
	相談・治療：身体的治療，心理教育，カウンセリング（個別・集団），リハビリテーション，セルフヘルプ		
家　族	一次嗜癖		
	人間関係嗜癖 （共依存） 人間関係 性・恋愛 etc.		

＊①のソーバーが続いたら②の治療へ，②のソーバーが続いたら③の治療へ。
＊結局，依存症者も家族も人間関係嗜癖（共依存）に取り組むことになる。

別のファクターが入り込んでくるために，何か変だとは思っても，「問題」と断定することが難しい。

　この本の中でも，「共依存」という表現と「共依存症」という表現があり，用語として統一されてはいない。もともと共依存は，問題を起こすことで相手を支配しようとする人と，その人の世話をすることで相手を支配しようとする人との二者関係のことである。しかし，共依存症という表現は，明らかに個人を特定した表現である。つまり共依存という言葉が，あるときは二者関係のことを指す言葉として，またあるときには個人の病理を指す言葉として使われている。共依存が理解しづらい理由の一つは，この辺にありそうだ。

　もう一つの理解しづらい理由は，共依存が病気なのかどうかということである。確かに共依存はACと同じように，自分の物語を読むキーワードであり，病気ではないという意見も一方にある。

　だが，実際に共依存は人間関係嗜癖として，依存症の一つに位置づけられている。適度な依存の域にある人間関係であれば相互依存（interdependence）だが，人間関係に嗜癖していることで社会生活が破綻しているのなら，それはまぎれもなく共依存症（codependence）であり，その人は共依存症者（codependent）である。適度な依存はOKだが，嗜癖（依存症）は問題となる。

　「性格の問題でもなければ，意志の問題でもなく，病気だと言われてほっとした」と語るアルコール依存症者や薬物依存症者は少なくない。このことは，共依存症者にも当てはまるのではないだろうか。なぜなら，病気から回復することには責任をもたねばならないが，病気になったことで，個人の責任を問われることはないからだ。

　ＡＡでは，アルコールのことを「巧妙で不可解で強力なもの」と表現している。しかし嗜癖臨床で最も「巧妙で不可解で強力なもの」は，共依存症ではないだろうか。共依存症者には，どこに自分と相手との境界線があるのかがわからない。だから境界線を踏み越えていても，自分が踏み越えているとは思っていないし，自分の行為が愛だと信じこんでいるために，愛という名目で相手の自尊心を奪い，自立するエネルギーを吸い取り，回復する力を打ち砕いていることにも気づかない。

『Alcoholics Anonymous』(Third Edition) のp.542にはこんな記述がある。
"…, and there are only two sins ; the first is to interfere with the growth of another human being, and the second is to interfere with one's own growth."（罪というものは，たった二つしかない。一つは他人の成長をはばむ罪であり，もう一つは自分の成長をはばむ罪である）

これこそ共依存症の核心ではないかと私は思う。

アプローチ

あるセラピストは，私にこんなことを言ったことがある。

「自分に共依存の問題があると認めないクライエントは，一生共依存の対象を探し歩くんです。例えば夫にアルコール問題があれば，最初は夫が彼女のターゲットになります。でも夫が回復すれば次は子どもに対象が移ります。しかし子どもが彼女から離れていくと，今度は舅姑の介護に。そしてボランティア活動に…という風にね。」

私自身も，共依存は姿形を変えながら相手の心を支配してしまう妖怪のようなものだ，と常々考えていたので，なるほどと頷いて聞いていたのを覚えている。

だが，それならその正体を暴き，対応策を練ることも必要なのではないだろうか。そう思って共依存を取り上げた文献を調べていった。共依存に関する研究論文は多少はあったが，全体像をイメージできるようなものは見当たらなかった。それならそれを作ってみようと私は考えた。私が困ったことが原点となり，この本を編集する動機となった。

次に考えたのは，共依存がどこに存在するかである。家庭で，地域社会で，職場で…とその場面はたくさん思い浮かんだ。

第1章は，セラピーを受けたり，セルフヘルプ・グループのミーティングに通ったりする中で，共依存症という自分の問題に向き合ってきた人たちの手記である。ここまで自分の心を深く見つめる作業は，辛く，厳しいものであったに違いない。しかしそのことが人間的な成長につながっていることを，行間からも読み取ることができる。

第2章は，さまざまな対人援助の場面で起きる共依存の問題を，対人援助者

が自身にスポットを当てて書いたものである。その理由は共依存が家族固有の問題ではないからだ。対人援助職には，しばしば聖職などという神話がついている。しかし，援助される側が人間であれば，援助する側も同じ人間なのだ。最も人間くさい場で展開される両者の関係に，共依存が生じることは当然のことといえよう。現実を否認すれば神話が登場し，オールマイティでなければならないような錯覚に陥ってしまう。だが対人援助職もまた，弱さをもち，間違いも起こす生身の人間なのだ。このように，対人援助者自身が自らをさらけ出した文献は，きわめてまれなものだろう。

　第3章は，それぞれの専門分野からみた共依存である。精神医学と臨床心理学からの視点に，教育学と文化人類学からの視点が加わったことで，共依存の別な側面が浮かび上がってきた。

　そして終章は，共依存についての理論と実践で造詣の深い西尾和美氏が，まとめをしている。

第 1 章

家族関係から語る共依存

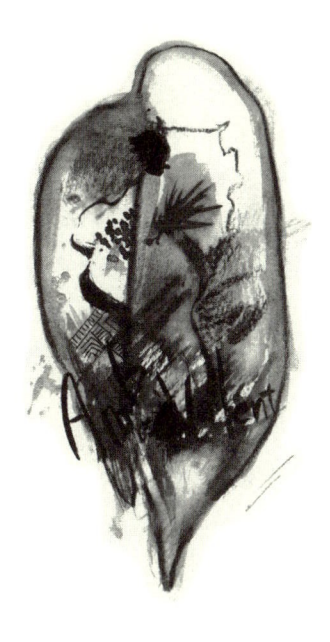

第1章●家族関係から語る共依存

1 夫のアルコール依存

自分のために生きている
●……芳村　霞（仮名）

私はいつも不安になる

　私はいつも不安になる。こんなことをしていいのか。あんなことを言ってよかったのか。私はここにいていいのか。私は今のままでいいのか…。

　だからいつももっともっととがんばって疲れてしまう。でも本当に疲れているときには不思議と疲れは感じない。本当に悲しいときも涙は後からついてくる。ふとした瞬間に涙が流れて「ああ疲れてる」「がんばり過ぎてる」と感じることが多い。

　そんなときは「ホントによくがんばってるよ」「少し休もうか」と自分に声をかける。今それができるようになった。

　私は恋愛についても，いつも自信がなく，恋をし，身を引いて，忘れようとする辛いパターンのひとり芝居を繰り返していた。いっそ何にも考えさせずに強引に引っ張ってくれる人が現れたら…というのがいつの間にか私の夢になっていた。

　そんなときに彼に出会った。人柄のいい人だった。長身の私よりずっと背が高くて格好よかった。山登りが好きで，大酒のみだった。でも，私の父もやはりお酒が好きでいい人だったから，逆に安心感もあった。私は30歳でようやく結婚した。

　それから10年一緒に暮らした。そして離婚して2年半になる。愛し合っていなかった訳ではない。引越しで新婚の頃の彼からのメモを見つけたとき，こんなにいいときもあったんだと思わずにやけてしまった。子どもたちの「見せてコール」に応えずメモはまた奥深くしまわれた。どこにしまったかは忘れたけど。

16

飲まないといい人だから

　誰しも自分の育った家庭は普通の家だと思っている。私もそうだった。ただ，物心ついたときから酒好きの父の一挙一動に母は過敏に反応し，飲酒によるトラブルが絶えない家だった。父も多分アルコール依存症だったと思う。幼い私は父が酒を飲む雰囲気だけで恐れを感じ，いつも身構えていたように思う。何とか喧嘩が起こらないですむように気を遣い，みんなが笑ってくれるとほっとした。
　そんな私が結婚した彼も，いつもお酒のことばかり考えている人で，だから私も彼のお酒のことばかり考えていた。
　彼は宴会があると帰ってこない。長距離通勤になってそれが外泊になった。酔ったらどこにでも泊まる人だった。「この人には家がない」そんな気がした。結婚も気づいたら彼が家にいたようなものだった。
　飲まないといい人だから，飲まないでいてほしくて，そうしたら，いつもそばにいなければ安心できなくなった。彼はそんな私の目を盗んでは飲酒した。何度お酒を台所に流したことかわからない。きりがないと気づくまで何年もかかった。
　彼の飲酒願望と私の不安は雪玉が坂を転げ落ちるようにどんどん大きくなっていった。時には幼い子どもたちの前で叩く，蹴るの喧嘩になり，夜に子どもを連れて家を飛び出したこともあった。でも何度家を飛び出しても戻った後は同じだった。いつも私は「ひとり」だった。

「ぼくお父さん　大好きなんだ」

　結婚して7年過ぎたとき，もうこれ以上は一緒に暮らせないと思い，子どもたちを連れ実家に身を寄せ，家裁で離婚調停を始めた。調停委員は彼に同情的で「こんなに反省している」「父親がいない子になるということを慎重に考えて」と繰り返し言われた。けれど私の気持ちは変わらなかった。迷いがなかった訳ではないが，帰ってどうなるのかと思うと別れる以外の答えは見つからなかった。ただ，保育園では元気な子どもたちも親子3人になると，「ここにお父さんがいたらいいのにね」とうつむき，4歳の下の子は「ぼく，お父さん大好きな

んだ」とそればかり繰り返した。上の子は何も言わずにそれを聞いていた。この子たちから父親を奪う権利が私にあるのだろうか…。保育園に迎えに行った帰り道，よく3人で河原に座ってアイスを食べながら見た夕日が懐かしく思い出される。

調停も終わりに近づいた頃，ようやく彼が離婚に同意した。でも，私は別れることができなかった。距離的には離れていても，いつも彼のことが気になっていた。このまま別れたら後悔や辛さが残りそうな気がした。「もう一度やり直してもいい」という私の言葉に彼も子どもたちも大喜びで賛成した。

しかし，言葉に反して私はすぐに戻ることができなかった。彼は調停での約束を守らず相変わらず飲酒し続け，何ひとつ変わっていなかったから。

そんなとき1冊の本でアルコール依存症のことを目にした。「病気なら治るかもしれない」そう思って，初めて専門病院を受診した。その病院のソーシャルワーカーから借りた本を読んで涙が止まらなかった。そこには，私がいて，彼がいて，そして子どもたちがいた。「2人とも重症だ」という医師の言葉をソーシャルワーカーから聞いて驚いた。病気は彼だけだと信じていた。「共依存」という言葉を初めて知り，そして仲間を知った。彼の受診は続かなかったが，それから私は2年間家族ミーティングに通った。

自分が自分であり続けるために

家を出て半年経ってようやく家に戻った。彼が変わった訳ではなかった。でも私が変わることで，もう一度やり直せるかもしれない，そう思った。

再び彼と過ごす日が始まった。彼はアルコール依存症について否認し続けた。彼の帰りが遅い日は，また何か起こるかもしれない，そう思うだけで私は不安でいっぱいになり，朝まで眠れなかった。その辛さについていくら話しても「そんなものかあ？」という反応だった。問題が起こると口論の末に今度は彼が家を出ると言いだし，そんなとき上の子は父の手にしがみつき，下の子は居間のドアノブを必死で押さえて，父をくい止めようと泣いた。

しかし，そんななかで私自身は少しずつ変わり始めていた。家族ミーティングで仲間に勇気づけられ，ソーシャルワーカーにアドバイスを受けながら，自分の問題に取り組み始めた。アメリカ研修にも参加し，そこで多くの回復者を

見たことは，後に私も回復できるという大きな希望になった。
　そうして2年が過ぎた。いつものように朝帰りした彼にその日は怒りも感じなかった。張りつめていた1本の糸が切れるように離婚の決心がついた。今まで彼に断酒を望んできたけれど，やめてもやめなくてももうこれ以上は一緒にいられないと思った。私はいつも大変な状況下で，もっと，もっととがんばり続けてきたけれど，大変なことから離れるのも一つの選択肢だと，そのとき思った。
　2度目の調停で，予想していたよりずっと早く離婚に同意してくれた彼の言葉を聞いた瞬間から涙が止まらなくなった。同じ家に住みながらの2回目の調停は緊張の連続だった。そして涙が乾かないうちに，彼は荷物をまとめて出ていった。彼との10年が終わった。
　家を出る前，夕暮れのなかで焚き火をしていた彼の後ろ姿が目に浮かぶ。「おまえ1人では庭の世話もできないだろう」と庭木を何本も何本も切って出て行った。私は結局彼の回復を信じて待ち続けることができなかったし，自分が自分であり続けるために家族を1人失った。

お母さん幸せ

　離婚から2年たち，毎日の生活に追われている。母子家庭は思ったより数倍大変なものだ。お酒ばっかり飲んでいたはずなのに，いなくなっただけでなぜこんなに大変なんだろうというのが最初の感想。でも一つひとつこなしていけばできるものだ。できないことは少しずつ人に頼むことができるようになった。今までは人にものを頼むのが苦手だった。
　人間関係でも人との境界がうまく保てずにすぐに入りすぎてしまう。子どもへの過干渉や同僚との人間関係，たまに子どもたちが会う子どもの父親（彼）にも同じ。これはこれからの課題だ。
　子どもたちも成長につれ変わり始め，上の子はこんなにのんびり屋でひょうきんものだったかと思わせる一面が出てきた。「お母さんには関係ない」「うるさい」という言葉もたびたび。下の子は予測がつかない行動や友達関係で少し不安はあるけれど，上の子が大きく変わった年齢になってきているので，これからかなと思っている。

第1章●家族関係から語る共依存

　下の子の隣に寝ながら「赤ちゃんの頃に戻ってみようか」と誘い，「目を閉じて。はい，赤ちゃんに戻りました。お部屋の中に誰が見える？」。「兄ちゃん」「何してる？」「遊んでる。こっち見てK（下の子の名）って呼んでまた本見てる」「あとは？」「お母さん」「お母さん何してる？」「家事してる」「あとは？」「お父さん」「お父さん何してる？」「寝てる…」。2人の息子の幼いときのイメージはほとんど同じだった。家族の誰も自分の方を見ていない。そして幼い私も同じだった。Kの心の中で，部屋から出てきた赤ちゃんのKは今のKに向かってにっと笑った。私は心が痛むとともにぎゅっと抱きしめてあげたい気持ちでいっぱいになった。お母さん何してたんだろう。今2人は11歳と9歳になっている。

　最初の別居から約5年…。あれから人生が変わり始めた。何がなんだかわからずに子どもを連れて家を飛び出し，振り返れば涙が浮かぶ思い出も多い。でも，今本当に自分のために生きている実感がある。「お母さん幸せ」と子どもたちに言っている。そして7年前に亡くなった父も，今病床にいる母も私にとってはかけがえのない存在であり，本当に愛されていたことをしみじみ感じている。

2　子どもの食物依存
自分のためにグループをつくる
●……石井裕子

娘の拒食

　私は摂食障害者の親のグループ「やどかり」のメンバーで，共依存症者である。そして3人の子の母親でもある。3人の子どもたちはそれぞれに青年期，思春期の真っ只中にある。まさに自立に向かって巣立つ準備に余念のない年齢である。しかし娘は過食嘔吐に苦しんでおり，息子たちも疑似非行状態やよい人すぎてノーが言えない人間になりつつあるといった悩みを抱えている。

　私が共依存という言葉に出会ったのは，娘が拒食症になってどんどん痩せていくなかで手にした1冊の本であった。

　娘は14歳のとき，お定まりのダイエットをきっかけに見る間に痩せにのめり込んでいった。私は心の奥底では娘に何か異変が起きたと感じながら自覚するのが恐くて，自分の意識を事実から背けようとしていた。ときおり不安が押し寄せては打ち消すということを繰り返していた。学校の先生たちが娘の異常な痩せ方に気づいて医療機関を受診するようアドバイスをくれたが，私は仕事の忙しさを言い訳にして医者に連れていくのを1日延ばしにしていた。今にして思えば，典型的な否認であった。

　生理がないことを本人から聞き，さすがに心配で小児科を受診したのが，この病気とのかかわりの最初だった。拒食症と明言された訳ではないが，私にはこの言葉が次第に現実味を帯びて，わが家の問題としてとらえられていった。それまで言葉だけは知っていても内容は全く知らなかったので，まず知ることから始めようと買った数冊の本のうちの1冊が「生きるのが怖い少女たち」であった。この本が一番わかりやすく，なぜか私の気持ちにすっと納まる感じがした。

問題は私にあるらしい

　この中に共依存という言葉が出てきた。もちろん，1冊の本を読んだだけで共依存の概念が理解できるはずもないが，どうやら家族関係，とりわけ母親である私自身に大きな問題があるらしいということに感づいた。

　当初は自分のどこが異常なのかわからなかった。本からは家族の問題であり，また私自身が育った原家族から引きずっている問題でもあることが読み取れた。そう言えば…と思い当たる節があった。夫との関係もなんとなくしっくりせず，納得しないまま会話が立ち消えて不全感が残ることに慢性的な不満を感じていること，私の育った家庭も父の長引く病気で暗く緊張感の高い家だったこと，何よりも私自身が自分に自信がもてない感覚を有していること等である。

　発症後の娘との関係でも，今にして思えば私自身のとった行動がひどく異常で見様によっては滑稽なことをしていたと思うことがある。その渦中にあるときは無我夢中で仕方なかったと思うが，自分の姿を客観的に思い起こすとおかしくて笑えてくる。

　一つのエピソードとして，プール事件がある。娘の拒食症が発症したばかりの頃だった。猛暑が続く夏休みのある日，娘が友達とプールに行くと言い出した。娘は毎日飲まず食わずの生活でこの暑さに体力がもつのか，炎天下で体力の消耗するプールなんてとんでもない，死んでしまうかもしれないと，私の心は恐怖に近い不安でいっぱいになってしまった。

　当然，私はいろいろ理由をつけて娘を行かせまいとした。娘は口先では，やめたと言ったものの，私の出勤後にプールに出かけて行った。私はといえば，娘が「じゃあ，行くのやめるよ」と憮然とした表情で言った言葉にすがる思いで出勤したが，途中で「きっと私が出た後行ってしまうに違いない」と急に娘の言葉に対する不信感と恐怖心が襲ってきて職場に行けなくなり，Uターンして戻ってしまった。家に戻っても娘に気取られぬように密かに彼女の挙動を窺ってプールまで尾行していった。結局，1日中私は炎天下のプールサイドで娘の姿を見失うまい，何か起きたらすぐに救助に飛び出そうと，付かず離れず，悟られぬように，バスタオルでほっ被りして見張りをしたのだった。あげくは，自分自身が暑さにバテて乾きと空腹に苦しんでしまった。この件は，絶対

娘に知られてはなるまい，娘が知ったら怒り狂うに違いないから私の胸の奥にしまっておこうと思った。

今では娘といろいろな話ができるようになった。ある日娘が「実はあのとき，私はプールに行ったんだよ」と言い出した。私はプール事件について娘に話しても大丈夫と直感して「実は私もあのとき，あなたの後をくっついてプールにいたんだよ」と言ってみた。娘はとても驚いていたが，「全くお母さんも異常だったね」と2人して大笑いになった。私の中で一大秘密としてしまい込んでいたエピソードも，今は喜劇の一場面と化している。

私のどこが共依存なのか

話を戻すと，娘への対応に苦慮しながら私は自分の治療のために精神科クリニックに通い始めた。親グループにせっせと通いつつ，各種のセミナー開催の情報を聞けば可能な限り参加した。

そこでよく耳にするのがアルコール依存症者とその妻の共依存やバタード・ウーマンについてであった。しかし私の夫はアル中ではない，私は夫から殴られたり蹴られたりしてはいない，だったらなぜ私は共依存なのだろう，どこが共依存的なのだろうと，どうしても共依存が自分の問題とは思えなかった。私より，周囲の人たち，夫・姑・母・上司といった人たちの共依存を強く感じた。相手を自分の思い通りにコントロールしたり，私のやることに必要以上の心配をするなど，私こそが彼らの共依存的行動の被害者であるとしか思えなかった。

それでも，私ができることは娘との関係で彼女へのコントロールや無用の心配をやめることだと考え，少しずつ意識を変えていった。娘への対応の仕方をめぐって夫との意見の対立が顕著になるにつれ，夫婦関係は悪化の一途をたどり，私は娘よりも夫との関係が苦しくなった。そのとき私を支えてくれたのは自助グループだった。いくつかのグループに通いながら，私は仕事と両立できる休日のグループが欲しいと思った。

「ざりがに」の開設

その頃，前述の本の著者の講演で「自分に適したグループが見つからなければ，自分で作りなさい。グループを作ること自体が自分をエンパワーする」と

いう言葉を聞いた。私は，そうできるときが来るといいな，と遠い願望として聞いていた。また，ナバワークショップでメンバーが「自分の妄想を人前で話すと実現するというから，私は皆さんに私の妄想を話します」と言って，自分の願望を話すのを聞いた。そのときはそんな諺があるのかなという感じで聞いていた。しばらくして，その二つの言葉が私に対するメッセージとして改めて私の心の中で生き始めた。そして私は治療グループの中で，私の妄想として自分のために摂食障害者の親グループを地域で始めたいと思っていると話してみた。自助グループでも話してみると，少しずつ勇気が出てきて本当に実現できるかもしれないと思えてきた。すると単なる願望から一歩踏み出して，いつから，どこで，どうやってと具体的な構想が湧いてきた。次はその構想を基に，実際の場所を当たったり，グループ開設を知らせる仲間のリスト作りをしたりという現実の行動に移っていくことができた。そうして，口に出してから2～3カ月後に，第1回目のミーティングを開催することができた。グループは「ざりがに」と名づけた。

「ざりがに」を開始するに当たり，私なんかがそんな大それたことをしていいのだろうかという思いが頭をもたげると緊張感で居ても立ってもいられなくなった。そのときは，「いや自分のためにやるのだ。人のためと思うからうまくやらねばと思うので，自分のためなら私のやりやすい方法で無理せず，できる範囲でやればよい」と自分に言い聞かせて落ち着かせた。それでもかなり肩に力が入っていた。

開設通知を出してすぐに応答してくれた仲間からの問合せに，私は詳細な地図を送付した。地図を見て迷わず来れるように，私の頭の中でその人の家から会場までのベストと思う道筋にマーカーで色づけして送った。私は，それは相手への思いやりの行動だと，ずっと思い込んでいた。

無自覚の支配

1年経った頃，ある本に私がとった行動と全く同じ記述があり，私は驚いてしまった。それは，読者から著者に宛てた第1冊目の続編をぜひ書いて欲しいという手紙で，第2冊目の序文を書いてもらう人を推薦するという下りであった。読者は「あなたの次の本には，ぜひ○○さんの序文を載せるべきだ」と言

い，その人物の住所，連絡先，所在地の地図等詳細な情報が書かれてあったという内容であった。この文章を読んですぐに，私は1年前に出した手紙のことを思い出した。著者はこの読者のとった行動について，親切心を装ったコントロールであると，その共依存性に言及していた。私はこの本から，自分の共依存性の一端を教えられた。

　本当に恐いのは，相手への支配を自覚して行動するときより，自覚せず無意識に起こす支配行動だと思う。良かれと思ってやってきたなかに多くのこういうコントロール欲求に満ちた行動があるのだろう。無自覚だから自分では気づけない病理である。

　今も「ざりがに」は月1回継続しているが，私が常に頭に入れていることは，私はその場の仕切屋にならないこと，仲間に対し優越感からのアドバイスや説教をしないこと，である。私にメッセージをくれた先生の「自助グループで常に注意が必要なことは，ゆめゆめメンバーの1人がカウンセラー化しないこと。誰かがアドバイスをし始めるとそのグループは途端に腐敗する」という警鐘が，私の心の中で鳴っている。

第1章●家族関係から語る共依存

③ 夫の暴力

黙って受話器を置いた日
●……沢井　藍（仮名）

「いい方なのよ」

曽野綾子さんの「親子，別あり」を読んだ。息子さんにあてた一文である。
子供の頃，私は父を恐れて暮らしていました。……いい方なのよ。道徳的には。
お金にも，信用にも，女にもきちんとした方でした。
お酒も飲めない方でした。
しかし，その方はちょっと気にいらないことがあると家族に暴力をふるいました。……

この文章に会ったのは調停離婚の成立後，1年ほどが立っていたときだった。
「いい方なのよ。……」というところで私は思わず笑ってしまった。外では人望もあり，穏やかに見え，やさしそうな良い人であった彼（元夫）が重なったからである。

30年もの間，人には理解されないと思い込んで暮らしたが，彼の二面性（他人と家族に見せる顔の違い）にはずいぶん苦しんだ。

思い返せば，交際中は社会主義青年同盟に所属し，労組役員を務めるなどして，進歩的な言動を示していた。女性が仕事をもつことにも，これからの社会にとっての必要性を解き，積極的に支持した。

しかし，結婚後2カ月がたった5月の連休に，保母である私の休暇のとり方が少なかったことをなじって殴り，髪の毛をもって振り回した。人通りのない暗い石ころだらけの道に安定を失ってころび，痛みと恐怖感，何よりみじめな思いに怒りがこみあげた。

同僚たちの好意でとった，自分にとっては十分な口数の休暇であることを伝えたが，「勝手は許さん！　俺に合わせろ」結婚イコール服従が進歩的な彼の裏面であった。

その後しばらくして都の選挙があり，こう言われた。「○○に入れろ！　結婚したんだからあたり前だ。もし入れなかったら離婚だ。入れたか入れなかったかはお前の顔を見ればわかるからな。」

　怒りはあった。しかし私は悩んだ末に彼の言った人物に入れた。顔を見ればわかると言った彼にひどくおびえた。

釣った魚にえさはやらない

　私は結婚後数カ月で彼のわなにはまった。「釣った魚にえさはやらない」主義の拘束が始まった。帰宅時間のチェック，バス利用の禁止，どんな小さなものでも相談なしでの買い物の禁止。なかでも辛かったのは，少し遅くなると「何をしているのだ」と職場に電話をしてくること。「先に帰って電気をつけて待っていろ！」と。

　結婚後9カ月目に退職した。それと同時にタイプの機械を入れ，家で仕事を始めた。仕事は連日徹夜でやるほどあったが彼は満足そうであった。家事や子育ては本気で遊びだと思っていた。

　その頃私は妊娠し，ひどいつわりに苦しんだ。その辛さに輪をかけて彼の暴力は頻発した。彼は大企業に勤めていたが，仕事が自分に合わないことを理由に転職を望んでいた。資格をとって自分で事務所を開きたいと，家での時間のほとんどを勉強にあてた。家の中は受験生をかかえた緊張した生活が続き，それは20年近くに及んだが，なぜか一度も受験はしなかった。職場のぐち，同僚との不和，そして思うようにいかない自分への苛立ちを私にぶつけ，その暴力はお腹をめがけてやってきた。

　父が離婚経験者であったため何があろうと離婚はしたくないという思いと，静かな暮らしへの望みとの間で気持ちは揺れた。

　その後，彼の転勤があり，職種が変わり，上司が変わり，といろいろなことが続き，都の住宅に入って10年近くになっていた。2人の娘も小学生になっていた。長女が小学4年生，次女が小学1年生の夏休み，お隣りが家を買って団地を出るという話に誘発され，彼がそれまで絶対に入らないと言っていた社宅に入ると言い始め，夏休みで実家に帰っていた私を呼びよせ引越しとなった。子どもたちは実家に預けたままの転居となり，お友達にさよならも言えずに2

学期から涙をこらえて転校した。

　有無を言わさずに行動する彼に反対しきれない。そうした主体性のなさと甘さは，ことあるごとに彼に振り回されてしまう。社宅へ引越す際に一生勤めるからと言った会社は2年後には辞めることになる。仕事と上役とのトラブルで彼は無断欠勤し，遺書を書いて家を出てしまったのである。

家にいるより休まるところ

　会社を辞め，私の猛反対を押しきって，私の腹違いの兄の会社（田舎の零細な同族会社）に入社する。それは行く前から結果が見えているようなものであった。入社後1週間してひどい暴力が始まった。「お前の兄貴にだまされた。俺の立場が全く無視されている。給料も安い」と不満を私にぶつけ，髪の毛をつかんで振り回す，逃げようとする体をねじふせ馬のりになって首を絞める，口をおさえて息ができないようにする。体中があざだらけになり，茶碗が持てなくなったり，首がまわらなくなったり，足をくじいたりして病院に通った。

　夜がしらじらと明ける頃，彼は居眠りをした。私は裸足で外へかけだした。後から長女の声がして私のくつが飛んできた。一睡もできずにいた娘たちを思いやるどころか，自分が何をどう選択すればよいのかもわからなくなっていた。

「なかったこと」にはできなかった

　小学生だった子どもたちも中学を終え，下の子が高校，上の子が大学に入った年のことである。

　部下との折り合いが悪くなり，行きづまる。では，さて辞めてどうするか，という以前にいつも「自分はもうだめだ。死ぬしかない」というところへ逃げこんでしまう。腰ひもや三尺帯，ネクタイを3本つないで首吊りひもをつくり，玄関の吹き抜けのところにかける。そして次女の名を呼ぶ。「○○来い，来て見ろ！　俺の死に様みせてやる。よく見ておけ」連日連夜そんな繰り返しである。

　遺書を書いて山に入ってしまい，親類を集めて探してもらったりもした。そしてある夜とうとう大騒ぎしながら首を吊った。ネクタイの結び目が解けて彼はドスンと下に落ち，一瞬気を失った。

　またこんなこともあった。灯油缶を家に持ち込みマッチをすって，「お前を殺

して俺は死ぬ。皆で死のう！」と叫ぶ。彼が疲れて寝るのを待つしかない。一睡もしていなくても家にいるより私は会社，子どもは学校へ行く。その方が家にいるより休まる。しかし出勤すれば，会社に，切っても切っても無言電話をし迷惑をかける。いたたまれず実家に避難すれば，夜中の２時すぎまで嫌がらせ電話をする。「今から俺は首を吊って死ぬ。帰ってきたら俺の死体を目にするぞ。俺の葬式にはお前たち３人は絶対出るな。これは俺の遺言だ」と脅迫し，精神的混乱状態に陥れる。近年「ストーカー」というテレビドラマが放送されていたが彼そのものであった。

　兄のライバル会社に就職を決めて行き始めたものの，メモ用紙に「辞めます」と書いて退職し東京へ逃げだしてしまった。

　その暮に彼は帰ってきた。ちょうど１年がたっていた。私たち家族は不信感と恐れと断ち切れてしまった絆を修正しながら，会話を探し探し，また砂上の家を築き始めた。この辛かった１年を「なかったこと」にして……。

　しかし「なかったこと」になどできるはずもない。皆の中に残っている傷跡はささいなことから傷口が開きはじめ痛みを伴った。

　初冬の頃，私は心身ともに疲れていた。久しぶりにひどいかぜをひき寝込んだ。39度５分の熱と激しい咳と体中の関節の痛みに耐える私を彼は犯した。言葉は無視された。私は単なる物体と化した自分を思い知った。次の朝私の下着は血に染まっていた。

　私の中に初めて激しいものが襲ってきた。もうがまんできない。しかし私はそれを口で言えなかった。その日から私は彼を避けた。二度と彼の思い通りにはならない。彼の激しく理不尽な，かみ合うことのない言葉の攻撃がエスカレートし始めた。身体的暴力，何時間にもわたって攻撃される精神的心理的暴力，心を無視された性的暴力，そして死んでやるという脅し。

　淋しさ，悲しみ，うらみ，自戒と反省，そして執着と否定。取り返すことのできない30年という月日の流れ……。私はこの小さな泥沼の中でいったい何をしてきたのか。考えれば考えるほど私の中には何もなかった。静かな自分の居場所が無性に欲しかった。

　私は彼に向かって初めて，私を好きなのか嫌いなのかと聞いてみた。「嫌いだったら一緒にいるわけないだろう。」と答えた彼は鼻歌まじりでお風呂に

入ってしまった。心が通い合う会話はあり得ないことに気づいた。

母の心のメタファー

　彼と知り合った頃,「高校2年のとき, 自分の生まれ育った家がいやで自殺未遂をした」という話を聞いた。私のそのときの衝撃は大きかった。私はなぜ死という言葉にこれほど恐れ, 反応したのだろうか。

　私には小さい頃, 母におんぶされてまっ暗な門口に一晩中立っていた思い出がある。そのときのことを考えていると不思議な現象が見えてきた。母にスポットライトが当たって, 2人の姿が浮かんだ。幼い子どもは私を見上げて「どうすればいいの?」と語りかけ, 母の姿は死んでいた。母はあのとき私を道連れに死の旅へ一歩踏み込んでいたのだろう。

　母の心のメタファー(隠喩)が私の小さな心を押しつぶした。自信も自尊心もない, 主張する方法も拒否することも知らず, 強い者に負けて, なおかつ生きていく。「死んではいけない」という母への叫びを私は彼との間で再現した。

　彼の仕事依存症は今実り始めている。彼は求め続けてきたステータスを手に入れた。自分の力を確認し手ごたえのある位置に満足するとき彼は安定するだろう。

　電話が鳴った。受話器を取ると今まで聞いたこともない悲愴な声が流れてきた。

　「落ち込んでしまってどうしようもない。反省するから, 一緒にやっていこうと言ってくれ!　希望をくれ!　こんな希望のないことで俺は仕事なんかできないよ。お前は俺に死ねと言うのか?」

　私は黙って受話器を置いた。

　10日後私は家を出た。

4 夫の薬物依存
その人がいたからこそ気がついた
●……水木みどり（仮名）

薬物依存症の人と暮らしていた

　薬物依存症の人と暮らしていた。今にして思えば，その人との赤裸々な生活があったからこそ，自分がとても重い共依存症という病気であり，バタードウーマンであったということに気がついたのだ。

　父は，私が4歳のときに病気で亡くなった。父と母の思い出で，唯一残っているのは，酔っぱらっている父が，泣きながら逃げる母を追いかけている様子である。

　子どもの頃から私は，何をやるにつけても「失敗したらどうしよう」という不安がつきまとい，自分に自信がもてず，相手の反応をうかがいながら行動していた。人から頼まれると，気が進まなくても断ることができず，いつも引き受けていた。男性に対しては，ギクシャクした付き合いしかできなかった。

　そんな私が恋をした。相手は，喫茶店のマスターで，さわやかな明るい好青年で，男性恐怖症でいい寄ってくる男がいても逃げていた私が，彼だけには，違和感を感じなかった。お互いが意識し，付き合い始めたときの最初の会話は，「ねぇ，3万円貸してくれる？」だった。私は，キョトンとした。そして次に会ったときも「7万円，ちょっといるんだけど，貸してくれる？」だった。この間，貸したお金を返してもらっていないのに，次の借金の申したて……お店を経営しているのに，なんでお金がないの……多少，変だなぁと思いつつも，とても彼のことが好きだったので，あまり気にとめなかった。

母性本能をくすぐるタイプ

　そして，彼が遊びに来るようになって，しばらくして同棲生活が始まった。彼は，母性本能をくすぐるタイプでとてもモテ，いつも女性の影がちらついて

いた。

　その当時私は，彼との強い結婚願望をもっている一方で，その気のない彼との生活は焦りと不安でいっぱいだった。かといって自分から別れることもできなかった。しばらくして，彼の女性問題が浮上，友達が介入して「別れた方がいい」と説得され，自分で借りている部屋でありながら，私は出ることにした。それでも会いたい気持ちが募り「戻りたい！」「会いたい」と，泣き叫んでいた。しかし離れていることにより，次第に冷静に客観的に考えられるようになり，5年間の同棲生活に，終止符を打った。

　しばらくして，別の人と付き合ったが，物足りなさを感じるようになり，改めて彼のことが好きだと気づき，また暮らし始めた。

　やがて妊娠し，そのことがきっかけで結婚した。私の気持ちの中では，これからは自分で積極的に状況を変えていこうという思いがあったが，彼は以前のままで変わってはいなかった。生活費は，店の売上げが少ないという理由でほとんど入れてくれず，私の貯金を解約して，生活費に充てる日々が続いていた。

　子どもが産まれてから，彼の暴言と暴力が次第にひどくなってきた。ひどく荒れていて，どなりちらすときは，店にイヤな客が来て気を遣い疲れたせいかと思っていた。

　そんなとき，彼の友達から「覚せい剤をやると，興奮して眠れないから，キレかけのときはとてもイライラする」ということを聞いて，なんとなく今までの暴言の理由がわかった。そして，次第に夜中から明け方の彼の帰ってくる時間になると，びくびくするようになった。

わが子を生けにえに

　ある日，いつものごとく暴言が始まり，「てめぇのような最低の奴は世の中にいないぞ……」延々と罵倒が続き，悔しくて泣きながら言い返し，背中を叩いた。それと同時に握りこぶしで，おもいきり殴られ，蹴とばされ，洋服はひきちぎられた。恐くてその場を離れるやいなや，彼はグゥグゥといびきをかいて寝てしまった。翌日，顔は腫れあがり体じゅうアザだらけで，頭は痛みでボォーとしていた。彼に昨日の暴力のことを話し，「やめて欲しい！」と訴えたが，彼は「全然，覚えていない」と平然と言い，がく然とした。覚えている

なら，なんとかすることもできる。ショックとどうすることもできない失望感で放心状態だった。

それからは，ますます暴力を振るうようになった。夜中に帰ってきて突然怒りだし，それに反応すると暴力が出てすごい勢い。彼が殴りかかろうとするので，悔しまぎれに「殺さないで！」と叫び，止めるために眠っている赤ん坊のわが子を，彼の前につきだしていた。そうすると正気に戻るのか，ピタっと暴力が止まった。夫の暴力の生けにえにわが子をさしだすとは，かなり狂った母親だと思う。しかしそのぐらい，彼の暴力を止める手だてはなく，異常だった。

そんなある日，「友達の車を誤ってぶつけてしまい，その車が保険に入っていなかったため，修理代に30万円かかるから，貸して欲しい」と言われ，渋々貸したが，どうもおかしいと思いそれとなく調べてみた。全くのでたらめだった。

その後も，貯金の無断引出し，子どもの定期預金の無断解約，養老保険の無断解約と次々と続いた。毎日休むことなく店を営業し，質素な生活をしているのに，どこでそんなにお金を使うか，どう考えても疑問だった。

今生きている現実さえもウソ

そうこうしているうちに，彼は覚せい剤と大麻の容疑で捕まった。弁護士との初回の接見後，「店の家賃を何年も滞納していて，強制立退きで訴えられ，その裁判が近々あるので出廷して欲しい」と，今回の事件とは全く関係ない話がもちあがり，私も弁護士もその事実にあっけにとられてしまった。滞納家賃は，何百万という金額にふくれあがっていて，「大家もよくここまでほっておいたなぁ」と妙に感心してしまった。

彼が拘置されている間に，私は彼の不始末の処理に奔走していた。店の何カ月も未払いになっている電気，水道，電話料金，さらにサラ金，車の保険料等の支払いである。何十万というお金が，一瞬のうちに消えていった。心の中で「なんで，私がこんなことをしなければいけないの」と思いつつも請求書がすべてなくなり，スッキリした気分だった。そして保釈金をかき集め，彼は2カ月後に家に戻ってきた。私は警察での事情聴取で，彼の不利になることはいっさい言わなかったので，彼や彼の薬物がらみの友達からとても感謝された。裁判の席でも，「彼は家族思いで，まじめに毎日働いています。薬物のことは全く

知りませんでした」と現実とは全く逆の証言をした。私の証言と小さな子ども
をかかえた生活ということで，情状酌量になり実刑を免れ執行猶予になった。

その後店は立退きになったが，彼は「立退きになっても営業権があるので，
そのお金が土地の所有者からガッポリ入ることになっている」と言って，全く
仕事をしなかった。

そんなある日，彼の兄弟と電話で話す機会があった。彼が生活費を入れない
ことや薬物で捕まったこと，そして暴力のことは，話をしても身内であるが故，
彼の味方になり批判されるものと思いこんでいたが，こらえられなくなり，堰
を切ったようにすべてを話した。「営業権で金が入ると言って働かないんで
す」。「それって，本当の話？」。途端に不吉な予感がし，調べに出かけた。全
くのでたらめな話だった。また，ウソの上塗り……。今生きている現実さえも，
ウソに思えてきた。

生きていくのが楽になった

しかし公にしたことから，彼の兄弟が説得し，彼を病院に入れることになっ
た。入院費と当面の生活費は，彼の母が出してくれることになった。生活の心
配をすることなく，とりあえずは彼が退院するまでは「誰にも振りまわされず
自由でいられる！」と思った。結婚後，初めて味わう深い安堵感。こんなこと
がとても新鮮に思えた。

そしてやっと自助グループにつながり，私の今までしてきたことは，「彼の病
気を助長させるだけだったこと」を知った。

相手がたまたま薬物依存症者だったから，これほどまでにひどい状況になっ
たと思っていたが，そうではなく，問題のある人が好きで，その人の世話に明
け暮れることで，自分の問題を見なくてすみ，優越感に浸っていたことにも気
づいた。

自助グループのミーティングにつながったからといって，家族の状況はよく
なる訳ではない。生活はますます困窮していき，暴力・暴言はあいかわらず続
き，耐え難い毎日だった。

しかし，自分の問題を解決していくうちに「一緒に暮らしていく限り，彼自
身の問題にかかわっていく。私は，私の問題で精いっぱい，もう限界。彼の問

題は，彼自身に返し，手から離そう！」という思いになり，初めて母に彼の薬物の問題を話し，子どもを連れて家を出た。そして現在は子どもと2人で穏やかに暮らしている。

　最近私は，以前に比べて，生きていくのが楽になったなぁと思えるようになった。

5 児童虐待

生まれてきてよかった
●……大内れい子

息子をかわいいと思えない

　私には，成人した息子と娘がいる。その息子をどうしてもかわいいと思えな
かった。息子のあらゆる行動が気に入らず，目の前でご飯を食べている息子が
憎らしくてたまらなかった。スイミングスクールで皆より上手に泳げない息子
が気に入らず，叱りとばしてばかりいた。保育園で先生から「今日はこういう
ことで叱りました」と報告されると，私自身を非難されているようで息子に猛
烈に腹が立ち，家に帰ると気がすむまで息子に怒鳴ったり，叩いたりせずには
いられなかった。新聞やテレビで，今の子どもはこんなことが問題だと報道さ
れると，「こういう子どもには育てないぞ，私はもっといい子に育てるんだ」
とますます口うるさくなり，行動の一つひとつを制限していった。

　そうしていながらも，私はいつも子育てに対して自信がなく，講演会や勉強
会に出席したり，子育ての本を読んでいた。心の奥では息子に対してかわいい
と思えないことへの罪悪感がいつもあった。しかしこのことを人に話すなどと
んでもないことで，夫にも親にも誰にも言えず，ひとりで悩んでいた。

　息子は2歳になった頃から喘息になった。小学校3年生になったとき，病院
から息子を長期転地療養させるようすすめられた。私は，自分では判断できず
夫に決めてもらった。私の中では息子の喘息がよくなればいいというよりも
「私の思いどおりのいい子」でない息子に対して「お願いだから誰かこの子を
育て直していい子にしてちょうだい」と思っていた。そんな気持ちで息子を海
辺の療養所に入院させた。面会は月に一度だけ行けばよく，目の前に息子のい
ない生活はとても楽だった。入院生活で喘息はほとんどよくなり，1年半後に
退院することになった。

息子の暴力と私のカウンセリング

　しかし，帰ってきたとたん喘息はまた前のようになった。それからが息子との戦いで，息子を何とか「いい子」にしようと本を読んではこうしてみたりあしてみたり，自分にできる限りの努力をした。しかし息子はだんだん家に寄りつかなくなり，学校から帰るとランドセルを玄関に放り投げ，そのまま夜遅くまで帰らなかったり，家のお金を盗むようになった。中学１年の終わり頃，ついに息子の暴力が出た。だいぶ後になって知ったのだが，１年で転校していく友達を皆で東京駅まで見送りに行くためのお金が欲しかったのだ。私は理由も聞かずにダメ，といってやらなかった。息子は学校に行かなかったり，遅刻したり，夜の町をブラついては自転車を盗み警察につかまったりと事件を起こしていた。

　息子の暴力が出るようになって，私は息子をカウンセリングに連れていった。しかし息子はすぐに行くのをいやがり，私がカウンセリングを受けるようになった。何とか息子を「いい子」にしようと必死だった。けれども通ってもすぐに結果が出ないからと次々と新しい所を探し，何カ所も変わった。そんななかで，息子は高校生になった。高校生になった息子はまじめに登校し，とてもおとなしくなり，暴力もなくなった。私は「高校生の自覚ができていい子になったんだわ」とホッとしていた。

　ところが，夏休みのある出来事をきっかけに，息子の様子がガラッと変わった。目つきが険しくなってつり上がり，髪は赤く染め，２学期が始まるとガクランのダボダボズボンにシャツのボタンをはずして学校に通うようになった。当然また遅刻，欠席。学校からは頻繁に親の呼び出しがあった。学校で禁じているバイクの免許をとる息子。私は退学になってしまうのではないかとパニックになった。一度終了していたカウンセリングをまた受けるようになった。

　カウンセリングはいつも「息子を受け入れなさい」というものだった。そのときも息子に言っていい言葉は，「はい」「ありがとう」「ごめんなさい」この三つだけ。息子の望みは何でも受け入れるよう指示された。私は必死だった。苦しみながら何でも息子の望むようにしようとがんばった。そうしているうちに，息子は少しずつおとなしくなっていった。「やっぱりこうして受け入れることな

んだわ」と思っていた。

性虐待を受けていた私

その頃，月に一度カウンセラーを中心にお母さんたちの勉強会が始まった。私はそこに集まってくるお母さんたちと会うのが毎月の楽しみになった。その中の1人が，「カウンセラー養成講座」というテープを貸してくれた。その中で，「カウンセラーがクライアントを受け入れられないのは，カウンセラー自身が親に受け入れられていなかったのだ」という所があった。私はそれを聞きながら，自分と親との関係，自分と息子との関係を思った。涙が止まらず，とても癒される気がした。繰り返し聞きながら毎日泣いていた。そのテープの中に，「愛しすぎる女たち」という本が出てきた。図書館に行くとすぐに見つかった。すぐそばに「子どもの愛し方がわからない親たち」という本があった。この本を読んでいる途中で，私自身が性虐待を受けていたことを思い出した。

あっ，そうだったのか。大きな衝撃とともに，今までバラバラだった私というパズルがピタッとはまったような気がした。今までずっと感じていた男性に対する恐怖感や緊張感，セックスができなかったこと。そうだったのか。周りの人が皆そのことを知っているような気がして，私は外に出るのが怖くなった。幸いなことにそのとき手首を骨折して，仕事を休み始めた頃だった。1カ月半，閉じこもりができた。

何カ月かたって，私は本の中に出ていた性虐待の自助グループに行けば救われる気がした。本に出ていた電話番号に電話したら，精神科医が，「今日です。おいでください」とのことだった。出席すると，「今日電話して今日というのは不思議ですね」と言われたのがとても印象に残った。しかし私は，そのミーティングで語られていることに戸惑った。それまで私が受けていたカウンセリングとあまりにもかけ離れた内容だったから。私が「何でも子どもを受け入れるようにしています」と言うと，その医師に「あなたは育児ロボットですか」と言われ，ひどくショックを受けた。それからしばらくして，私は性虐待を受けていたことを夫に話すことができた。夫はきちんと受け止めてくれた。私はとても楽になった。

次回のミーティングから帰ったとき，「オレが気にしていないんだから，そん

な所に行かなくてもいいよ」と言われた。私は本当に受け入れてもらえたと心から信じることができたのだろう。次の朝起きたら、景色が全く違って見えた。厚い曇りガラスが取れたかのようだった。幸せで感動の毎日だった。私の問題はすべて解決したと思い、ミーティングに行かなくなった。それからしばらくは、息子も落ち着き、夫婦関係も小さな緊張はあっても大きなトラブルはなく過ぎていった。

息子から離れて暮らす

半年ほどたった頃、子どものとき母に「お前は冷たい子だ」と言われていたのを思い出した。私は自分のことをずっと、人を愛することができない欠陥人間だと思っていた。そう思っていた原因が母の言葉だったとわかった。その後半年ほどの間に、母が出て行ったときのこと、そのときの父の母に対する冷たい仕打ち、父が受けた戦争トラウマ、そのトラウマの再現を私たち子どもの前でしていたことなど、次々に思い出してしまった。そのとき、私はまだカウンセリングを受けていたが、カウンセラーにも話せず、誰にも話せないで苦しくて、呼吸することさえ苦しい感じだった。自分が苦しくなると、子どもを受け入れることなどとてもできなくなり、おさまっていた息子の暴力がまた始まった。

そのとき再びめぐり会ったのが性虐待のグループの医師の治療グループだった。そのミーティングで初めて私は自分の苦しさを話すことができた。そのとき初めて私をしっかり受け止めてもらえた気がした。毎週毎週ミーティングに出るなかで、ようやく自分の姿が見えてくるようになった。ミーティングにたどりついて1年後、医師のアドバイスもあって、私は息子と離れてひとりでアパートで暮らすようになった。6畳1間のアパートで心から安心できる生活を得た。こんなに楽な生活があったのかと思った。自分が楽になって息子のことを考えたとき、親を殴ろうと思って生まれてきたんじゃないだろうに、かわいそうにと息子の悲しみがわかった。1カ月間ぐらい、夫や子どものいる家から出てきたのに、母のもとから出て来た女学生のような気分になっていた。

私が生きている意味

　そんな生活をしているうち，夫と向き合うのが苦しくて仕方なくなってきた。夫婦面接が必要と言われ，面接を受けるうちに，いかに私たち夫婦のコミュニケーションができていなかったかがわかってきた。自分の思いを夫に伝えられず，それをわかってくれないと恨んでいる自分。そんな姿が見えてきて少しずつ夫と向き合えるようになった。今は率直に感情を伝えたり，甘えることができるようになり，だいぶ楽になった。私が家を出て2年後，娘もひとりでアパートに移った。今は残った家に夫と息子が2人で住んでいる。これから先，私は夫と2人で暮らすつもりだ。息子の都合もあり，なかなか思うようにはいかないが，この先息子と話し合いながら，息子がひとりで暮らせるように，そして私たち夫婦が2人で暮らせるようになれるとよいと思っている。

　家を出て2年半後，息子の誕生日に初めて息子と一緒に食事をした。穏やかに話しながら食事ができた。別れ際，「プレゼントありがとう」と言ってくれた。これから息子も娘も自分の問題に向き合っていくだろう。そのとき子どもたちが私を必要としたら，私は誠実に向き合っていきたいと思っている。

　今，私は望むことがある。虐待する親も虐待される子どももつくりたくない。そのためにやりたいことがある。アディクションのことを社会に伝えること，体験談を話していくことだ。それが私が生きている意味だと思う。不幸だと思っていた私の体験が私に目的をもたせてくれた。私の体験こそが幸せの泉だと気がついた。私が幸せに生きることが一番の親孝行，子ども孝行だと思う。今，私は生まれてきてよかったと思っている。

6 夫のアルコール依存

くもり後晴れ
● ……中山可寿子（仮名）

霧がかかった生活

　高校3年の夏，3日間ほどの家出をした。

　家の中にも学校にも自分の居場所がなく，息苦しさを感じていた。「あなたはもっとできるはず」という期待が前にも後にも立ちはだかっていた。母と娘の一卵性双生児のような関係にやっと反抗心が目覚めて，書き置きを残して東京に向かった。しかし，母親の切なそうな姿が脳裏を離れず，見えない糸に引きずられるように再び母親の懐にみずから身を沈ませて，目覚めた心もしまい込み，霧がかかったような生活が，再び始まった。

　母の娘への期待に終わりはなかった。自分の果たし得なかった未来を息子ではなく，娘の私に託した。母は娘と二人三脚の人生を歩んでいた。夫でも息子でもなく，49歳で他界するまで私は彼女の一部だった。母が亡くなってからも私の中に母がひたひたと生き続けていた。

　私の結婚も母の希望だった。母が私にのりうつったように私は私ではなくなり，母の気持ちをくみ取って，思いを背負っての結婚であった。母の強引な薦めで見合いをして2，3回会った頃，私は母には言えずに，見合い相手に「結婚にはどうしても踏み切れないから，貴方の方から断ってほしい」と申し入れをした。彼は「君と結婚することを決めましたから」と私の気持ちをほとんど無視して交際を続けた。私はいつものように自分の気持ちを押し込めて，手を握り合ったこともなくギクシャクしたまま，1年後に結婚した。

納得していたふつうの生活

　結婚生活も霧がかかったまま始まった。父親を求めるような心境で夫に期待をもっていた。この人が私を霧の中から連れ出してくれるだろう，幸せにして

くれるに違いない，と信じていた。

　夫もまた，妻に母親を求めて結婚したらしかった。夫に父親を求める私との夫婦生活が，不安定に崩れていくのは，いたしかたのないことだった。

　夫は，厳格な酒好きの父親と，家族のために全身全霊尽くしぬいた母親と，10人の兄姉をもった末子で，優秀な兄たちに劣等感を抱き家族の中では意思表示ができずにいた。そして結婚する頃には，そうとう酒に依存していた。

　8歳年上の夫は，結婚当初から，接待や同僚との付き合いでほとんど毎晩午前様だった。酔って帰り，朝になるとアルコールが抜けないまま勤めに出ていく。これが普通のサラリーマン生活なのだろう，妻はそれに満足して生きていくものなのだろう，と納得していた。

　私の父は宮仕えが窮屈で，私が物心ついた頃には会社勤めをやめてひとりで左官業をしていたが，もともと商売っけなど全くない人だから生活費は乏しく，それが母の不幸の理由の一つだった。不甲斐ない夫で頼りない父親なのだと，愚痴ともつかないため息を聞いて，霧の中の娘は気の毒に思い，母のため息の通りの父親なのだと思い込んで成人になった。だから世の中の頼り甲斐のある夫とは，怠りのない会社勤めをして，少々酒をたしなみ，人並みの人付き合いをし，家庭と子育ては妻にまかせて，生活費を工面してくれるのが相場であろうと，おぼろげながら納得していた。その納得が，いつの頃からか納得いかなくなり，霧はいよいよ深くなっていった。子どもを巻き込んでの混乱の糸はからまり続け，17年後に夜逃げのような家出をすることになる。

　外面がよく，会社でも友人にも家族にも緊張していた彼は，生まれて初めて自分をさらけだせる相手を本能的に選んだのだろう。私は彼の唯一のターゲットにふさわしかった。私もまた，霧の中で生きるにふさわしい相手として彼を選んだのだろう。

　結婚前のギクシャクした関係は，子どもができたこと以外は変わらず，夫は毎晩酔いつぶれて帰宅し，性生活を強要し，朝にはそそくさと出勤し，休日はひたすら休養をとり，私と子どもにはそれほど関心もなく，日々過ぎていった。夫にすればその生活は何の問題もなく，永遠に続いてよいことだった。ただ，私には「あなたはもっとできるはず」と言う声が霧の彼方から聞こえていたのだ。これで満足，幸せと実感することなどなかった。

青い鳥を求めて

　結婚して3年後に，母は不幸な人生を終わりにして，あの世に旅立った。自分の身が切り落とされたように私は嘆き，母は私の中で生き続けた。私は母と共に「もっともっと!」と何かを求め続けた。

　自分の満足を満たしてくれない夫に愛想をつかし，幸せの青い鳥を求めて，家族から気持ちは離れていった。子育てと主婦の仕事は心ここにあらずなのだが，否応なく繰り返される日々にうんざりして，やるせない気持ちを訴える人もなく，夫から日々受ける屈辱をただただ子どもに八つ当たりして，体罰や一貫性のない小言を浴びせ続けた。

　青い鳥を外に求め始めた妻に，夫は不安と嫉妬を抱き，ますます酒に逃げ，お互いの見えない病理は，坂を転げ落ちるように進行していった。私は夫の愚痴を，夫は私の愚痴をそれぞれが子どもに垂れ流した。子どもはそれでも私の味方を装ってくれていた。

　転勤5度目の赴任先，子どもは中学生と小学生に成長していた。家族だけの苦しみは頂点に達しようとしていた。私も夫も自分から行動が起こせず，夫婦喧嘩を繰り返し，わが家にとってのどん底の日々が続いていた。

　夜中に夫から暴力を振るわれて，子どもの名前を呼びながら悲鳴をあげる私を助けようとして，隣の部屋でガラスの置き時計を握り締めてふりかざしていた中学生の子どもがいた。ガラスの置き時計で，今にも父親を襲おうとした自分のことを私に話してくれたのは，そのときから10年後，彼が自助グループに通い始めた頃だった。

　その日から「この家から出よう，お母さんが出ないのなら僕だけ出る」と意外なことを言い始めた。経済力がついてから，勇気が湧いてから，と引き伸ばしてきた別居に踏み切れたのは，子どもの切羽つまった訴えがきっかけだった。

得体の知れない慈愛のパワー

　夫の留守中に，夫の分の荷物を残して家を出た。と言ってもわずか500メートルほどしか離れていない安アパートへ，身を隠したつもりだった。逃げるに逃げ切れず，それでも夫を頼るより他に不安を解消できず，ほんの少しの金品を

ねだりに，たびたび夫のもとに通い，わずかなお金を握り締めて途方にくれて泣きながら帰る日が続いた。

昼夜働いて生活費を工面して，やっと少しめどが立った頃に子どもの不登校が始まった。それははからずも，私がかつて母の支配に悲鳴をあげて，家出したときと同じ高校3年の夏だった。それまで，私の父親役や夫役や愚痴の聞き役をせざるを得なかった彼は，悲鳴をあげ始めた。子ども役を演ずるときなどなかったのかもしれない。

アルコールがきっかけによる家族の病の影響と，母から私に受け継がれた得体の知れない情愛の深さのあげくの果てが，子どもの精神を脅かし，対人関係障害やうつ病となってあらわれて，彼もまた，訳のわからないトラウマと戦うことになる。この子を救えるのは私しかいないと，自分のやり方でことごとく失敗したにも関わらず，まだ奔走していた。子どもの障害物は，彼自身が乗り越えることで，それは子どもの問題なのだと気づくまで，その後10年かかってしまった。

私が母に感じていたのと同じような，得体の知れない慈愛に満ちたパワー。この魔力に引き込まれて，保護されたいのか，逃げたいのかわからないまま，私もまた子どもたちに同じパワーを浴びせていたのだろう。いよいよお手上げとなったとき，自助グループにたどり着いた。私が母から否応なく受け継いだ自分の問題に気がつくまで，そう時間はかからなかった。

私の父は母が亡くなった後幸いにもパートナーに巡り会えて，幸せなときが流れている。私は父の心配をしたことがないし，父は私を信頼してくれて，思うように生きればよいと，必要以上に私の心配はしない。父は，父なりに母に対してよいパートナーではなかったと，最近つぶやいている。子どもの立場からすると，過ぎた心配や支配をされるより，親は自分を大事に幸せに生きていてくれる方が，よほど救われる。

霧のなかから抜け出して

ようやく私は自分の問題と向き合い，こじれたままにしておいた夫との関係を清算する勇気を得た。28年目である。

それにつけても，母親の愛情とはいったいなんだろう。この深い慈愛がなぜ

不幸を生み出すのだろう。気がつくと，霧の中から抜け出して，そこには5月の若葉がまぶしく繁っていた。今，私の気持ちはくもり後晴れである。

第 1 章 ● 家族関係から語る共依存

⑦ 夫の性問題

いつも，どのようであったのか?

● ……青山みどり （仮名）

いつからそうなったのか?

　彼との生活を振り返るのは辛い。いつも不安と自己嫌悪の固まりで暗い顔をした私しか思い出せない。今から思えばいろんな可能性や選択肢があったはずなのに考えも及ばず，とても狭い世界で生活をしていたようだ。

　女の醜い部分すべてを集めて作られた私。私が行う行為のすべてがよくない結果をもたらし，真っ暗な沼底に漂う藻の切れ端のような気がしていた。いつからそうなったのか……霧の中で生活していたように断片的にしか想い出せない。

　彼と交際しているとき，いつも女性問題があり，追いかけたり追いかけられたりの心理ゲームをしているようで，不安感がつきまとっていた。それが嫌で何度も別れたのによりを戻している。別れ話をするのも，よりが戻るきっかけも，私の方から作っていたような気がする。

　交際している男性の中で一番不誠実で漠然と不安を感じていた相手であったにもかかわらず，私は彼と結婚した。

　生活を共にすると，漠然とした不安は具体的なものとなった。夫と妻を演じている。彼のためによかれと思ってやるのに何の反応もない。反応があっても喜んでもらえた，と感じられない。私は家族を構成するただの一部だった。私でなくとも誰でもよかったのだ。そんなことを考える私が変なのかもしれないと不安は日常になっていった。

　「一緒になりたくて家族になった」と彼の口から聞いて確かめたくて，言葉が欲しくて嫌味をいい，喧嘩になる。私は価値があると思われたかった。「仕方ないだろう，なりゆきで。お前もそうじゃないか」と言われるとそんな気がして何も言えない。うやむやになり，そのまま不機嫌になり，しまいに何が原因

で喧嘩したのかさえわからなくなる。

自分に言い聞かせていたこと

　相変わらず女性の影が見え隠れしていた。「お前がそんなふうだからそうするのだ」と。指摘すると開き直るか、「そんなことはない」と見えすいた嘘をつく。信じていたい私はその嘘にしがみついた。彼の崇拝者であるかのように話に聞き入るようにしたり誉めそやす。たまに反論すれば「お前とはやっぱり合わない」と言われるのが恐ろしかった。その繰り返しを十数年続けた。

　そんな結婚生活で、私は必然的に自分にこう言い聞かせてきた。女が寄ってくる（本人によれば）魅力ある男を夫にもち、嘘や言い訳にも寛容であり、献身的に尽くすのがいい妻であると。彼の幼稚さや常識はずれた言動も、彼が個性的でひたむきだからなのだと自分に言い聞かせては、ごまかし、ことが大きくならないよう事前に配慮し、気を配る。毎日を過ごすためにそう思い込むようにした。

　彼にとって生活する上で必需品であるようになりたかった。捨てられないために。私は、価値があるのだと思われたかった。

　私の実家は、言動がいい加減な父を母は非難する態度を示しながらも男である父の決定が優先されていた。兄弟姉妹でも兄のことが優先され、幼い頃、父から「お前が男だったらよかった」と何度か言われる度に、どんなことをしても期待にこたえられない自分を感じた。期待もされない価値のない私がいた。上手にやりくりする母を手本に思ったのかもしれない。父は母がいなければ何もできないと。

　しかし、私自身の家庭生活は、手本どおりにはいかなかった。私は母のようにはできなかった。

　良妻賢母などにはほど遠く、私は苦しかった。家事も子育てもやりくりもうまくできない。ましてや、変だと感じていても感じない振りをしようとして、いつも我慢できずに爆発する。日常いつも、感じない振りや我慢をするために気を遣い、神経がいつもぴりぴりしていたような気がする。

第1章●家族関係から語る共依存

妊娠したときの彼の一言

そんな毎日の生活で季節の変化や社会の状況や子どもたちの成長していく様を，じっくり見たり，感じたり，楽しんだりなんてできなかったし，してこなかった。

とにかく苦しさは増すばかりであった。この苦しさから助けて欲しくて宗教に救いを求めた。彼は，なぜそうしたのか，と理由さえ尋ねようともせず怒り，「入信していたら結婚などしなかった」と言う。話し合う気力もなくなっていた。

そんなある日妊娠した。経済的に苦しく，迷って彼に相談した。すると「自分の好きにすればいい」の一言だった。そのことを同僚に話すと，「自分の子どもができれば喜ぶのがあたり前なのに，なんてことを言うんだ！」と怒った。

それまで生活のほとんどの決定を自分でしていたのだから彼のせいにできない，と思い込んでいた。しかし，私自身も彼の返事に対してずっともやもやしたものを感じていることに気づいた。そして怒ってもいいんだ，と思った。何かが，ガラガラと崩れる感じがした。私が感じていることが変なのではなくて，彼が変なのかもしれないと思い始めた。

それからやっと2年，苦しい気持ちをもったままの生活は続けられないという思いと，相変わらず続く女性関係の苦痛で口火を切った。私は彼の女性関係を直接問いただした。嘘をつかれても証拠を出して反論できるように頭の中で練習して。

ところが，彼の口から出たことは，反論ではなかった。結婚生活のほとんどにいつも女性が入れ替わりいたことを知らされる。あのときもそうだったのかと愕然とするばかり。

「愛しすぎる女たち」

しかし，相変わらず口先だけの「別れるから」という言葉。彼が女性と2人でいる現場に私が現れた。彼にとっては信じがたい私の行動に，彼は混乱した。私もまた，いるはずがないと思っていたかった彼がそこにいたことで混乱し，絶望して自分を見失ってしまった。家庭での関係が険悪であるにもかかわ

らず私は仕事に出かけ、子どもの前では何もないように日常を振るまって過ごしていた。

そんなとき、友人から「あなた、まるで『愛しすぎる女たち』と同じよ」と1冊の本をすすめられる。わらにもすがりたい一心で本を読む。どのページを見ても、私自身のことが書いてあり、ただ悲しくて仕方なかった。私は底をついたのだ。記されている解決方法を読み、行動に移すしかなかった。

12ステップやグループのことなどわからないことだらけであったが、理解ある医師にめぐり会うことができた。半年間は、自分のことを話し始めると泣いてばかりいた。すすめられるままに本を読み、グループへ出かけて話をし、泣いた。私自身を哀れみ、悲劇のヒロインでいたかった。

このとおりにすれば、すべてが一気に解決する、そう思っていた。医師から「彼でなくてもまた繰り返す」と言われたが、そんなはずはないと、信じたくなかった。彼が悪いからこうなったと思いたかった。共依存という言葉の意味がよくわからなかった。でも書かれている内容は私が毎日感じ、してきたことばかり。

知れば知るほど自分の体に習慣として共依存が染み込んでいて抜けないことを知らされる。嫌なのに嫌じゃないと、返事をしたり振りをする。頭ではわかっていても違うことをしていたり、自分の感情のつもりでいたのに相手の感情だったりする。自分の生活なのに自分のことを考えずに生活していた。変えるためにやってみるとうまくいくこともあるが、しばらくするとまた前と同じやり方で相手をコントロールしていたりする。何度も同じことを繰り返し、まるで1歩進んで3歩下がるといった感じだ。とてもすぐどうにかなるという代物ではなかった。

安心して泣けたところ

そんな状態が続いたが、グループは私に安心感を与えてくれた。家庭では泣けなくても安心して泣けたし、非難も中傷もない。安心して心を開ける場所があることを知った。何よりも、私と共に泣いてくれた。そして、私もまた他のメンバーの話の中に自分を見い出し、共に泣いた。さまざまなグループに行き、回復していった人を見ても、私も回復するときがくるのだろうかと信じが

たかった。何度も自分のことを話し，メンバーの話に耳を傾けていくうちに泣く回数も減った。話を聞きながら，今までの生活で私のとった行動が，私自身にもまた相手にとって，どんなふうでどのように感じるのかが少しずつわかるようになってきた。人が感じるように感じてこなかったのだ。

　グループ通いが３年目になる頃から，ようやく素直に他の人の幸せを祈ることができるようになった私がいて嬉しい。それに自分のできることとできないことがあることがわかったことで，無理せず生きていることが少し楽になった。相手に何もしてあげない愛情もある。何よりも自分自身に正直になることができるようになり，そんな自分を愛しいと思えるようになるなんて想像もしなかった。

　あれから，調停や別居・転居と４年が過ぎた。薄皮を剝ぐように少しずつ軽くなり，水から顔を出して流れているようだ。季節の風を感じたり，子どもや友人の話に耳を傾けられるようになったことがうれしい。

　しかし，たまに過去をほじくりかえし，共依存していたときの感情を反芻し，心のどこかで楽しんでいる私がいる。それはやめたい。

　共依存は慢性疾患だ。ひどくならないようにしなくっちゃあ，と言い聞かせミーティングへ行く。そして仲間の話を聞き，あの醜い自分を思い出し，身震いし，また出発点に立たせてくれた仲間に感謝している。醜いままで生き続けずにすむようにしてくれた彼に少しだけ感謝している。

　私の中心に私がいる。彼は同居人である。

8 夫のギャンブル依存
大切な出会いになりますことを……
●……**亜南詩織**（仮名）

不安だった新婚生活

　結婚してすぐに夫のお金の遣い方に不安を感じた。そして不安の実態が何であるのか，つかめないままに，お金を持ち出すもっともな理由を信じていた。「明日どうしても必要なお金だから」と説明しても，出勤間際に「出張に行けないから貸して」と言われてお金を渡してしまい，その後の生活をいつもひとりで心配していた。

　何日も帰ってこないか，帰ってきたとしても夜中かもしくは朝出勤ぎりぎりの時間で，シャワーを浴びて急いで出勤していく夫に「なぜ」と問う時間もなかった。夫に振り回されている自分がいながら，もう一方で夫を信じようとする自分がいることにも気づいていた。「そのうちにきっとよくなるだろう」とあてのない期待をして，自分に言い聞かせていた。

　頭が悪いわけではない夫が，なぜ小学生でもできる簡単なお金の計算ができないのだろう，聖人のように優しい心をもっているはずの夫が，なぜ家族を大切にしないのだろう，といつも思いながら暮らしていた。

　幼稚園に通う子どもが，あるとき「ここが痛い」と胸を押さえながら「私はひとりぼっちなの」と言うのを聞いて，子どもなりに今の状態を重く感じているのか，とドキッとさせられた。それ以来，子どもの前では，できるだけ嫌なことは忘れて「よいこと探し」をしながら生活しようと努力したが，そうすればするほど，夜子どもが寝た後に，結婚したことを後悔したり，自分を責めたり，自分が狂っていくように感じたりと，一歩も前に進めない泥沼に引きずり込まれるような気持ちになっていった。

　そう思いながらも，夫がいる短い時間は「居心地よくしなければ」と自分の心を偽って，何事もないように振るまっていた。

第1章●家族関係から語る共依存

夫の遺言？

そうして数か月が過ぎ，12月のある寒い日に私の誕生日を迎えた。

近くに住む夫の両親のところで一緒に夕食をいただいた後，姑から「結婚してから1枚の洋服も買っていないようだから，何かおしゃれな洋服をプレゼントしたい」と申し出があった。うれしい気持ちと，自分自身のためにお金を使う余裕のなかったそれまでの生活を振り返って，複雑な思いになり，思わずあふれる大粒の涙を止めることができなかった。

その私を見た夫は，今までにないなんとも表現しえない表情で私を見ていたが，無言のまま帰宅した。夜明け近く，何か胸騒ぎがして起きてみると，遺言めいた手紙とサラ金の支払いリストが机の上に残され，夫の姿がなくなっていた。このときのショックは今でも思い出したくないくらいだ。

手紙には，支払いの迫っているサラ金の処理や，仕事上のいろいろなトラブルを，自分の生命保険で段取りしてほしいと書いてあった。私と子どもには「迷惑をかけて申し訳ない」とだけで，あとは何も書かれていなかった。いつも「よい人」を演じていた夫は，前夜の姑の言葉に非難を感じたのだろう。私にはどんなに責められても，平気な顔をして繰り返しトラブルを起こしているのに，自分の母親だけには隠しておきたいという気が働いていたようだ。それから数日間は生きた心地がなく，ただ目の前のサラ金の支払いなどに追われていた。一方では夫の心配をし，もしものとき子どもはどうしたらよいのかとパニックだった。

お金も持たず家を出て4日目，もう命の限界かもしれないと絶望的な気持ちで，戻ってくるのなら，せめて子どもがいない間にしてほしいと思っていた。

妹に留守を頼み，銀行へ行き，支払いなどを済ませて，夕方帰宅した。玄関に入ったと同時に電話のベルが鳴った。無言だったが，夫からと思い「何も心配ないから戻ってきて，すべて終わっているから戻ってきて」と何度も夢中で呼びかけた。しばらくしてようやくひと言，地の底から聞こえるような今まで聞いたことのない声で「最後に声を聞きたかった」と言って電話が切れた。

きっと帰ってくるに違いないと，落ちつかない気持ちで夫を待った。心臓がこれ以上動いたら壊れてしまうのではと思うほどだった。待っていた時間が，

52

数十分だったのか何時間だったのか，今でもわからない。

帰ってきた夫

　戻って玄関に立っていた夫は，今までに見たこともないくらい，みすぼらしくやつれていた。涙ながらに話す夫を見て，なぜかかわいそうになり，手を握り「もう一度一緒にやり直そう」と伝えた。数日間何も食べていない夫のために急いでおかゆを用意し，お風呂に入れ，その日は何事もなかったように静かな夜を迎えた。

　そして今までになく平穏な日々が続いていたが，ある日，クリーニングに出すために夫の洋服のポケットをなにげなく探っていると，サラ金の明細書が見つかり，目の前が真っ暗になった。あんな出来事のあと，涙も乾かぬうちに「どうして」と頭の中がぼうっとし，この事態を受け止めることができなかった。また前の生活に逆戻り……，前よりもっとひどい生活に……，と絶望感でいっぱいになってしまった。

　経済的理由で近くに働きに出ることにした。すると夫は勤め先にまでお金を取りにくるようになった。そんな夫を見た周りの人に「もしかしたらご主人はあなたが思っているような人ではないかもしれないよ」と言われ，どうしようもない不安が押し寄せてきた。でもどうしても信じたいと思う気持ちが強く，きっとよい状態になるに違いないと，あてのない希望を持ち続けていた。

　数か月働くと身体を壊してしまい，また私が働くことで夫がお金にもっとルーズになったと感じたので仕事は辞め，以前のようにその日暮らしをしていた。

夫の転勤

　数年があっという間に過ぎたある日のこと。買い物から帰ってみると，出張に行っているはずの夫が部屋の中央に大の字になって寝ていた。顔を見たとき，また何かあったのでは，とドキッとした。1週間後に転勤の辞令が出たそうだ。転勤だけでこんなに暗い顔をしているのは変だとは思ったが，急いで転居の準備に入った。

　2〜3日たった土曜日，夫と片付け物をしていたら，ある人が訪ねてきた。

私が「散らかっていますが，どうぞ」と言うと，夫はなぜかとても慌てている。もしかしたらサラ金の取り立てかもしれないと思い，問うと「サラ金ではないが，お金の返済のことで来た」とのこと。もうお先真っ暗という感じで，生きた心地がしなかった。

　気持ちを鎮めるのにしばらく時間がかかったが，「もう誰にも言えない。お金がないのでこの家を売って精算しよう。そしてゼロからもう一度スタートしよう」と，急いで結論を出し，家を手放した。学校から戻った子どもは「この家を離れたくない」と，それから数日泣き続けていた。その子どもの顔を見て，もう二度とこういう思いをさせてはいけないと心に誓い，前だけを見て生きていこうと深く思った。

　夫はいつものように，お金の問題がなくなると穏やかな顔になり，そういうことがあったことさえ忘れたかのように振るまっている。私には理解できないことだ。

　転校の手続きをとり，夫が区役所で転出届を出している間，車中にいた子どもは大声で泣き叫んでいた。周りの人が外から不思議そうにのぞいていたが，私は子どもの気持ちが痛いほどわかるので，泣きたいだけ泣かせていた。まもなく夫が戻るとピタリと泣くのをやめたが，その後途中のサービスエリアで，夫が電話する間にまた大声で泣いていた。それ以後はすっきりしたのか，夫と話もして，いつもの子どもに戻っているのに少しホッとした。

　しかし新しい土地に着くと，夫はまた前のように帰りが遅かったり，2〜3日家を空けるようになった。いろいろ聞いても前と同じで「仕事が忙しい」という答えしかない。まさか，もうあのような生活に戻ることはないだろうと信じていたが，1か月もたたないうちに，金遣いがルースになり，前と少しも違わない生活に戻っていた。どんなに頼んでも「心配することは何もない。君は心配しすぎだ。心配の材料を探しているだけだ」と言うばかり。

義父母との同居生活

　そんなある日，またなにげなくズボンにアイロンをかけていると，ポケットの中からサラ金の明細書を見つけた。「もうだめだ，でもせめて子どもが成長するまで，なんとかがんばってみよう」と，半分あきらめの気持ちで過ごすこと

にした。そのうちに前よりももっとお金の問題がひどくなった。給料日に銀行に行くとすでにお金がすべて引き出されていたりして，最後まで大切にしていた子どもの学資保険も解約してサラ金の支払いにあてた。

そのころのことだが「こんな生活を続けていたら，本当に家族全員が地獄に落ちていくのではないか」という恐怖を感じて，子どもの学校の学期末を選んで夫の両親との同居に踏み切った。まだ事態を正確につかめていなかった私は「優しい夫だから親だけは泣かせないだろう」と，夫の可能性にかすかな望みをかけたが，同居しても大きな変化はなく，また元の生活に戻ってしまった。

家族全員が前よりもさらに不安定な状況に追い込まれていくのを感じ，やっと私は心に訴えても伝わらない夫を自分なりに理解した。優しさは見せかけだけで本当は冷たい心をもった自分のことしか考えられない人かもしれない，もしかしたら二重人格者かもしれない。

同居して思ったのは，親が言うべきことをきちんと言わずに子どもを育てたのではないかということ。夫を幼子のように扱う義父母と，それに甘える夫を見て，もしかしたら「（私を含めた）家族の中に問題があるのでは」と考え，ある方に相談した。そのときに初めて「（夫は）ギャンブル依存症という病気です」と言われた。さらに「その病気を長引かせている周りの人も病気です」と言われ，なぜか納得した。

何かトラブルが起きると，いつも自分では責任をとらないで，すべてを周りで解決していくのが，十数年間の結婚生活の中での夫や私自身のあり方だった。結婚まで三十数年間両親との3人暮らしをしていた夫は，いつまでも自立できない，大人になれない人だった。姑から見ると夫は，いつまでも「私がついていなければ」と思わせる存在。夫から見ると妻である私は，姑のようになんやかやと世話は焼かないが，最後には手を出し，過ぎたことにはあまり口を出さない，楽な存在だ。すべてが夫にとって都合のよい環境であることに気づかされた。

ギャンブル依存症という病気

そのときGAを知り，「そこに行くしか方法はない」と考え，「自分は無力だ」とも思った。いろいろと働きかけをした私は，私自身のためにあるカウンセ

ラーにお会いして，「自分自身が幸せになるためにはどうしたらよいか」を真剣に探し始めた。夫の両親には「決してギャンブルのための後始末はしないように」と頼んでおいた。

サラ金の問題を抱えて，「あと１年，あと１年」とがまんしながらも，この家を逃げ出すことを考えていた。私は不安を抱えながらも，一方では前向きに自分探しをしようと，歯車のかみ合わない不安定な状況で，何もかも投げ出そうかと自暴自棄の状態だった。子どもによい影響があろうはずもない。そんなとき，子どもの担任の先生から「何か家族の中で問題がありませんか」と言われ，「特にないと思いますが」と答えたが，子どもが私自身の生き方の中に不安を感じながら生活しているのを知った。「もう一度だけ夫をＧＡに連れていく努力をしよう，そしてできなかったら家を出よう」と決心した。

まもなく，ある「夫婦の集い」があった。この日しかチャンスはないと思い，私は夫も同席する場で，初めて夫の問題をある方と分かち合った。その方は私の言葉を聞いた後，夫に向かって「君は悪魔に魂を売ったのか，奥さんがこんなに長い間苦しんでいるのに気がつかないのか」と厳しく言い，その後優しく「君は『ギャンブル依存症』という病気なんだよ，病気だったらＧＡというところに行って仲間の力を借りて回復のステップをたどりなさい。それが夫として責任をとることになるのだから……，必ずＧＡへ行くんですよ」と言われた。

夫は無言のままで，帰りの車の中でも一言も口をきかなかった。早々に床に就いてしまい，「次の日の残りのプログラムはどうするのかしら」と思いながらも，そのままにしておいた。

「ぼくは病気かもしれない」

次の日早く，夫は残りのプログラムに出席すると言い，２人で会場に着いた。「ぼくはやはり病気かもしれない。ギャンブルなんていつでもやめられると思っていたのにやめられなかった。ＧＡに行くからもう少し時間をくれないか」。この言葉を聞いて，結婚して十数年の生活が走馬灯のように頭の中を駆けめぐり，ここまで時間がかかった分，意味があることなのかもしれないと考えた。

帰ってから早速ＧＡへ電話し，一番近い日と場所を選んで２人で行った。し

かし，会場で「ギャンブル」「サラ金」「スリップ」などという言葉を聞くと絶望的になり，以前の生活に引き戻されるような気がして，平静でいられない自分を認めざるをえなかった。平気で家族に嘘をついたり苦労をかけている夫やGAの仲間の話を聞くと，もっと悪い状態に引き戻されるような気分になることもあったが，GAで回復して，他の人たちのお世話をされている方々を見ると，かすかではあるが希望の光が見えるようだった。

　最初のころの夫は「ありのまま」になれなくて，居心地の悪い思いをしているのが傍目にもわかり，周りの方たちにも心配をしていただいた。私の役目は夫をGAにつなぐことだけだったが，私自身もどのようにしたら今までの癒しをしながらこれからの人生を生きていくことができるのか，と考えられるようになった。

　生来ののんきな性格が幸いしてか，GAに行ってからは，子ども時代からもち続けていた「よいこと探し」「プラス志向」の考え方で，今日一日を心から大切に思い，行動することができつつある。ときどき過去に引き戻されそうになって，一瞬不安になることもあるが，今まで起きてきたことは本当に幸せに生きるための長い道のりの中での大切な時間だったと思えるようになった。

GA，ギャマノンで学んだこと

　本当の優しさは「強さ」があってこそであろう。受け入れがたい状態になったときにもそれを受け入れ，起きたことを正確に把握して，苦しくても「自分の問題か相手の問題か」「責任は自分がとるべきか相手がとるべきか」を考えて行動することが大切だと思った。私の夫とのかかわり方が，すべての人たちとのかかわりに通じていることも知ることができた。「共依存」という言葉も，GAに行くようになってから理解することができた。

　子どもや老いた両親や友人たちや病人たちとのかかわりのなかで，「相手がしなければならないことを自分がやってはいけない」ということを，心から理解することができるようになり，これからの生活に生かしていけるように心がけていきたいと，今では考えられるようになった。

　ギャンブルの問題で，夫の嘘から学んだことは「人間の行動には何の保障もないのだから，簡単に夫の言葉を信じてはいけない」ということだった。しか

第1章●家族関係から語る共依存

し夫がありのままであったなら，そのことは信用したいと考えられるように
なった。

　今までの悲惨な状態を持続させたのは，ほかでもない私自身だった。もう二
度とあの地獄の生活には戻るつもりはない。夫がもしまたあのような生活に戻
ることになっても，私は決して手を貸さないし，そのことで自分自身を責めた
りしない。自分が苦痛であったり納得できない生き方を続ける関係はもうやめ
たい，もっと自分を見分ける力を身につけ，大切にしたい，と思う。そして1
日も早く心と経済の自立をして，残された人生を前だけを向いて歩いていきた
いと考えている。

　ギャマノンで他の人の力を借りて回復の道をたどっていく過程が，他の人の
希望につながっていくのではないかと考えると，今はもうあのころのような
狂った心境でないが，私の体験記も無駄にはならないのではないかと思う。辛
い傷が他の人の心に響くことができ，大切な出会いとなれますことを祈りなが
ら書かせていただいた。

　ＧＡ，ギャマノンへ導いてくださった皆様に感謝を込めて……

58

9 夫のアルコール依存・子どもの薬物依存
心の中のカップからあふれ出したもの
●……伴　楠緒子（仮名）

家族の解散

　平成9年春，長年の仕事を退職し，同時に家族を解散して入院生活に入った。「定年を待ってこの家族を解散するしかない」という思いは，前年から徐々に固まってきてはいた。しかし，家の処分，夫の暴力等々，具体的に考えるうちに思考は空回りし，「自分はこの家に住みながら共依存の手を離すことはできないか」という原点に舞い戻ってしまう。そういう堂々めぐりを何百回もやっているうちに，身体がどこか狂ってきたらしく，薬がなくては眠れない状態が続くようになった。そういう私をかろうじて支えていたのは，「定年まであと1年足らず，せめて自分の仕事にだけはきちんとけりをつけたい」という一心であった。

　とはいうものの，夫のアルコールと長男の薬物はそんなことに斟酌することなく，その年に入ってからは極限の状況を迎えていた。夫はともかく，身近にいる長男が日に日に狂っていく姿をじっと見ている毎日に，私は堪えられなくなっていた。病院か施設か，それとも死なのか，その選択を本人にまかせて，頻繁に襲ってくるめまいの中で，のろのろと荷物を片づけ始めた。もう道は一つしかない。たとえ，借財の残る家が廃屋になろうとも，私がこの家を出るしかない，ばらばらに生きてみるしかない。ならば，とりあえず荷物をまとめようと，動かない頭で考えながら，仕事が終わってからの毎夜をひとりでごそごそと動きまわっていた。

　それまで生きてきた60年の中で，この時期ほど暗く重く，打ちのめされたときはない。長い間親しんだ本や家具を燃やしたりごみ袋に詰めている自分，飼猫のもらい手を心配しながら行先の決まらない引越しの準備をしている自分。明るい家族というものだけを願ってあんなにがまんし，努力もしてきたのに，

誰も幸せにならなかった。これが私の60年の果ての実体だと否応なしに知らされて，それでもまだ息子や娘の言動に一喜一憂する自分がそこにいた。不思議に涙は出なかった。

25年間の清算

私ども家族４人の，依存・共依存の生活を17年近く見てくださっている主治医から，私がうつ病の診断を受け入院をすすめられたのは，退職を目前にした３月中旬であった。「そうか，この苦しさは病気だったのか」と，ほっとしたことを覚えている。「全部手から放して，一日も早く」とすすめられて，４月上旬に入院した。25年間の３人分の荷物の振り分け，家を売る相談など，今思い出しても息が詰まるような10日間だったが，この面倒さうっとうしさを何とかやり過ごせたのは，なりふりかまわず知人や妹たちに頼ったことと，もうすぐ楽になれるという思いにすがったからであった。

あれから２年，心配であった息子はひとり暮らしをしながら自助グループに通い，夫は年老いた姉と暮らしている。私は半年の入院を経てひとり暮らしを始めた。夫や息子にはもちろん，かつての知人たちにも今の住所は知らせていない。

共依存の生活

思えば，長い長い共依存の生活であった。昭和39年結婚。40年に長女，43年に長男が生まれた。夫は以前から顔だけは知っていた人で，当時東京から郷里の職場へ転勤になったばかりであった。公務員だし，私も仕事を続けられると思った。無口だけれど優しそうな人だと思っていた。

しかし，結婚生活は初めから嵐であった。東京時代，金がなければ血を売って酒を飲んだこと，多くの借金があったことなど，20年ほど経ってから聞かされたが，そのときの私は何もわからず，生活費をくれないことや，毎晩酔って不機嫌であることが無性に寂しくて，ひとりで悩んでいた。

子どもが２人になった頃から夫の酒量はどんどん加速して，それに伴うあらゆる地獄が繰り返されていった。そのなかで今思い出しても胸が凍るのは，子どもたちに対するヒステリックないくつかのいじめと，私の職場や出張先への

ストーカー行為である。

　結婚してからの15年間に，夫は飲酒による入院を10回したが，いずれも内科であった。退院して半年くらいは断酒ができた。その間は，神経質ではあるがもめごとの少ない家庭であったと思う。やがて再飲酒が始まると次の入院までまた地獄がやってくる。何としても夫に酒をやめてもらわねばならなかった。保健所や警察へ幾度も足を運んだ。離婚を考えて家裁へも行ったが，どこにも解決の道はなかった。こういう家庭になってしまったことが子どもたちに申しわけなくて，人の倍くらいかわいがっているはずの私自身が，この頃，二度の自殺を図った。文字どおり，「生きていくことがどうにもならなくなった」けれど，死ぬこともできなかった。長男の不登校と薬物の問題はこういうなかで深くなっていった。

　「もう，精神病院へ入れなさい」と内科医に言われて，探しあてた病院で私は現在の主治医に出会った。17年前，まだ依存症という言葉も知らなかったときである。夫の主治医として，アルコール症の治療をしていただく先生であったが，私の場合は「何でもあり」であった。息子の薬物，私の不眠，ずっと後には，子育てに困難を感じて胃潰瘍を繰り返す娘のことまで，自分が苦しくなると急いで病院へ駆けつけた。その主治医の提案の中から家族ぐるみで断酒のグループにつながり，その後にできたＮＡや薬物の施設などになじんでいったが，このあとの10年間に夫7回，息子は10回以上の入退院を繰り返した。

ハイヤーパワーのプレゼント

　家の中から，アルコールなどの化学物質を追い出せば「望んでいる平和な家庭がくる」と頭なに思い込み，相手を変えることに躍起になっていた私が，「何か変だぞ」と思い始めたきっかけは，地元で催されたアディクションフォーラムである。無力とか家族機能とか共依存とかいう単語が耳に飛びこんできた。たとえて言うなら，心の中に一つの透明なカップが準備され，これまでとは色も温度も異なるさまざまな言葉が入り始めた感じであった。目につく本を手当たり次第に読みあさり，家族機能関係の講演などに出席した。そして，ますます苦しくなっていった。これまでの長い苦しみは，風車の影を相手に戦うドンキホーテであったことを頭では理解しながら，家の中では，不機嫌や暴力を恐

れて依存症者の要求に振り回される日常を変えようがなかったからである。

　この時期，主治医に東京のある相談室を紹介された。依存，共依存，ＡＣなどについてきちんと勉強してみたらという提案であった。そこで講義や面接を受けるごとに，複雑にからまった糸が１本１本ほぐれていく形で気分が楽になる感じがあった。私の相談室通いは１年半ほど続いたが，同時に東京の自助グループにも出会った。私と同じような体験をもつ人も幾人かおられて，この時期，東京でもらったものはさまざまで，みんなそれぞれに大きかった。夫が飲み続けられたのは，共依存症である私が側にい続けたからであり，「病気だから家族ががんばらねば」と思っていた私こそが，相手をコントロールしようとする病気であったことに気づいて，夫にはノーと言えそうであった。しかし，子どもたちに対しては自責があった。夫との間が寂しかった私は，子どもたちの笑顔に依存した。その寂しさは年ごとに低気圧のエネルギーを増し，台風のように子どもたちを巻きこんだという思いが私を追いつめた。

　ハイヤーパワーに私がうつ病をプレゼントされたのはこういうときである。主治医は入院を提案して下さった。ここへ来て，私はひとりのうつ病者として生活することの気楽さを覚えた。もういい母親も努力家もできなかった。平和な家庭の幻想はとっくに壊れていた。責任，努力，誠実，忍耐という場所をプラスと考え，その中で赤の上昇線を描きたかった私が，何もできない人の自由さを感じていた。

母性の真実

　これまでの私がもっていたプラスの場所への志向の固い枠，これこそが私に両親から手渡されたものであろう。ジェノグラムを作った時，両方の家系に教員が多いことに気づいた。総じて長寿であり，知る限りではアル中も離婚もないようである。

　私の父も歴史の教師であった。昭和20年，私が８歳の夏，町が空襲で焼かれ，母方の祖母・叔母・身重の母と子ども３人は父の郷里を頼って住んだ。親戚の男たちは皆出征していて，どこも女子どもの世帯であった。父は復員後復職して普通の家庭を築いたように思う。勉強だ，手伝いだと言われ，特に父は陰口と自慢話を嫌った。また，貧しいなかで児童文学書をたくさん買ってもらった

うれしさも記憶にある。私を縛った枠は両親が先祖から受け継いだものであり，私もそのなかで生きてしまったが，これは日本の家族社会と時代の問題であると私には思われて，今両親への怒りはない。しかし，その生き方が夫の依存を支え，子どもたちを苦しくさせてしまったことは間違いない。

　今の生活に入ったとき，最後まで残ったのは，手足を放しても，どうにも心が放れない痛みのようなものであった。これは母性の業だと思っていた私に，ある日突然，転機が訪れた。それは，『夜と霧』（フランクル）と『母性社会日本の病理』（河合隼雄）の2冊の本で紹介されている信じられない現象だった。そこに語られる人生，運命の意味と，母性の真実に衝撃を受け，毒茸状態に肥大した自分の母性に納得したとき，心の中のカップから流砂のようなものがどんどんあふれ出した感じがして，胸がすっかり楽になった。

　振り返ると，多くの曲がり角があり，その要所に必ず主治医がおられた。改めて感謝の気持ちを深くする。今後，身近の自助グループを大切にしながら，無力に徹して生きたいと願っている。

第1章●家族関係から語る共依存

10　子どもの食物依存

ＡＣは免罪符
◉……松本より子（仮名）

長女Ｎの緊急入院

「共依存症」……最近，必要を感じて行き始めたカウンセリングの問診表に，自分で書いた症状である。自らをこう定義づけることができるようになった自分に，微笑んだ。「やっとここまで来たね……」と。

長女Ｎが，拒食という形で摂食障害の症状を，目の前に突きつけたのは３年前の夏だった。中学入学のころから，水面下で始めたダイエットが，夏休みで１日中家にいることで一気に露呈した。

休み前半は「食べろ」「食べない」のパワーゲーム。保健所の保健婦の助言で「食べろ」を一切言わず，固唾を呑んで見守った後半。拒食と多量の運動で，ぎりぎりラインまで行くのはあっという間であった。新学期，息を呑む教師やクラスメートを尻目に意気揚々と登校するつもりだった彼女も「しまった！」という思いになった。「見て見て，痩せて美しい私を！」のはずが，もう動けなかったのだ。そして，緊急入院となった。

母親である私にとって，悪夢のようなこの出来事が，自分の共依存性に向き合わざるをえなくなったきっかけとなったのだ。

病院の治療の軸は行動認知療法と家族療法だった。Ｎは退院のために食べ，体重を戻し，共感してくれない治療者やカウンセラーに対する怒りを噴出させながら，過食に移りつつあるのを隠して１カ月で退院した。

「あかるく拒食　ゲンキに過食」

退院後は過食のコントロールを促され，始まった家族セッションでは，４人それぞれがよい家族を演じていた。空しさや怒りが募ってきたころ，Ｎがたまたま図書館で手にとった本が『あかるく拒食　ゲンキに過食』だった。「この

人たちの話には共感できる」と私に回してくれた。共感はむしろ私の方が大きかったかもしれない。「めぐり会えた！」という思いがあった。

　Nを出産・子育て中の私と同時進行のように出版された，変な（？）育児体験記の作者で，ものすごい感覚の詩人と認識していた伊藤比呂美の，摂食障害者本人へのインタヴューと，斎藤学との対談だった。

　摂食障害を『嗜癖』ととらえる理論との出会いだった。そして，私がかつてトリ肌をたてた伊藤比呂美の詩は，この世界のことだったのだと納得した。前々から，うすうす意識にのぼってはいたのだが，結婚前，私自身中途半端な食に関する症状をもっていたこと，こだわりだらけの生活はまさに摂食障害者本人と紙一重だったことを，認めざるを得なくなっていた。図書館で「嗜癖」「依存症」関連の本を読みながらその思いを深め，ＮＡＢＡへの手探りを始めた。家族のためのミーティングへの参加と，かかっていた病院と縁を切ったのは同時期，症状が発覚した夏から半年後であった。

　退院からこのころにかけてのＮは，コントロールできない，食に対する異様なこだわりに，自ら恐れおののき，いらだっているように見えた。1日1〜2回は，狂ったように泣き叫び，甘え，私にすがりついていた。自傷的に抜毛し続けたりと，さまざまな症状を出していた。

　私はというと，そんな彼女の様子を一挙一動見逃さないように，息をひそめてうかがい，何を欲しているのか先回りして，「あれをしようか？」「これをしてみる？」というように提案し，日に何度も食べ物の買い出しにつき合い，3度の食事の時間を恐れ暮らしていた。

　嗜癖関係の本を読んでからは，過食に関しては何も言わないようにしていて，それと共に症状の泣き叫びなどは，落ち着いてきてはいた。しかし，彼女への関心が減ることはなく，見て見ぬふりをしながら，過食に心を痛めていることには変わりなかったのだ。

家族のためのミーティング

　恐る恐る踏み入れたＮＡＢＡ。家族のためのミーティングでは「見て見ぬふりはお見通しで，怒りをかう」ということを教えられた。この日からすぐ，食事時間になっても「何を食べる？」と尋ねることをやめ，お互いの関係が夢の

ように楽になるのを実感した。頼まれれば作る。やがては基本的にNが自分で作って食べるようになったのだ。そして次の週のミーティングの日には，Nは私を手放し，ひとりで出かけることができた。続いて買い物や用足し，私の楽しみのための外出へと幅を広げた。

このような劇的な変化があったことで，自分が楽になり，この場所は間違いないと確信がもて，毎週ミーティングに通うようになった。そして，Nの誕生以来今日まで，どのようにかかわってきたかを振り返ることになった。

遅い結婚，家を出るために飛びついた，症状を抱えての結婚だった。はまるべくして，はまった関係だった。その後夫Fは，仕事の困難な局面に臨むとアルコールの問題を表面化させ，私はイネイブラーとなるのだが。新婚旅行でも吐いていたし，そのままつわりから出産直前まで吐いていた。そして，生まれたNは私のすべてとなった。

一番病的というより病気だったのは，喪失不安だった。不安というよりむしろ恐怖だった。新生児の突然死におびえ，ある日起きるかもしれない天変地異や事故におびえ，親にすら預けることができなかった。自分がひどかったアトピーや喘息を回避しようと，母乳育児を信仰し，自然菜食にはまって，入学するまで食について徹底管理を続けた。つまずかぬように，転ばぬように，すべて先回りしてお膳立てして，彼女の人生に張りついてしまっていた。あんなにいやだった母のように，私は娘をコントロールし，その上悪いことに，もらえなくて悲しかった数々を，倍にして押しつけてしまっていた。

こんな私がいち早く彼女を手放し，「一抜けた」ができたのは，私が摂食障害者本人たちに共感したからだ。また，かつて私自身中途半端に症状を抱えていた，ほとんど本人だった，ということを感じることができたからだ。

私のAC宣言

富田香織の『それでも吐き続けた私』を読みながら涙が止まらなくなった。「これは私だ！」と思った。2〜3週間の間，家事をしていても，電車の中でも，街の雑踏の中でも涙が流れた。ずっと押し込めてきた，母に対するさまざまな思いがあふれだし，やがて大きなうねりとなって心を波立てた。

母の代わりに私を受け止めて，承認してくれる人が必要だった。何度も足踏

みしてやっと一歩踏み出し，母以上に母の貫禄をもつミーティングの仲間の胸に飛び込んで，子どものように声をあげて泣いた。心は凪いだ。ミーティングに並んで3カ月，私は自分自身のことを語り始めた。

このころ，あいついで読んだ西尾和美・信田さよ子のACについての本が，大きな力になった。ACの概念は今まで，言い表せなかった自分の生きにくさを，ピタリと説明していた。そしてそれは自己認知・自己申告するものであると。

ミーティングで私はAC宣言をした。自分の原家族の機能不全を語った。父もAC，母もAC，私は生粋のACっ子だったこと。母のコントロールの激しさ，愚痴の垂れ流しのなかで，自分の存在を肯定できずに育ったこと。過去に中途半端に食に関する症状をもっていて，今でも根強いこだわりは捨てられないこと。親密性を求めてすり寄り，はまり合う関係を求める関係嗜癖的なところがあること。そして何よりも，清算せずに抱えてきた母親への怒りの感情を。

しかし，家族のミーティングの中で，語っていくことはしんどい作業だった。共感してもらえないすれ違う意識，それは自分の母親には一生承認されないであろうことを認識するための苦行のようだった。繰り返し襲ってくる淋しさ，鬱。親に怒りを感じることに対して，また，それなのに，娘を摂食障害にしてしまったということに対して，後ろめたさを拭いきれなかった。

救いになったのは摂食障害者本人たちが共感し，受け入れてくれたことだった。年末のNABAフォーラムで，体験談の時間をもらった。語り終えたとき，何人かの少女たちが，駆け寄ってハグしてくれた。お互いの涙が何と優しかったか！「仲間だよ」と言ってくれた言葉に，後ろめたさがほんの少し溶け始めた。文集を作ったり，NABAのニュースレターに書いたり，表現の場を得る度にハグする仲間が増えていった。

生きるために必要だったアディクション

私は幼い頃から涙と友達だった。癒されることを知っていた。シンパシーを感じるロック・本・マンガはいくらでもある。いくらでものめりこみ，依存し，涙は流せる。しかし，もうひとりで泣くのはいやだと，私のインナーチャイルドが叫んでいた。しこり，残る澱を吐き出すための場所を求めていた。

ＡＣのミーティングへ出たり，サイコドラマのことを調べたりしているとき，ＮＡＢＡで安積遊歩のＲＣ（再評価カウンセリング）のイントロセミナーの企画があった。ＲＣのことは安積遊歩の本で何年も前に読んでいた。すぐに飛びつき，40時間の基礎クラスを受講した。

よく生き延びてきたね・泣いていいよ・怒っていいよ・あらゆる抑圧から自由になっていいよ・よく生まれてきたね・あなたは存在するだけで価値があるよ……と繰り返し降りそそがれる肯定の言葉の数々。それは，初めはばつの悪い，居心地の悪いものであったのだが，傷の一つひとつを思いだし，語り，泣き，怒り，笑いを繰り返すうちに，だんだん心地よいものになってくる。自ら言えるようになってくる自分の変化を感じていた。

蓋をしてきた自分の怒りのエネルギーの大きさに驚いた。そして怒りが悲しみと背中合わせだと十分感じ，やわらいでいく。頭ではわかっていたことが，初めて腹に落ちる。そして私の中の小さな子どもに，「本当に賢く生き延びてきたね」「あなたは悪くなかったんだよ」と，心から言える。

今，ＡＣの概念が私の免罪符となる。ＡＣとして，プライドが生まれる。アディクションは，生き延びるために必要だったと。

あれほどとらわれていた母との間に線が引ける。母の手の内から離脱することで，今度は自分の手の中の大切なものを手離すことができる。それぞれの人生はそれぞれのものであると。

こんなにカッコウをつけても，明日にはすぐ落ち込むかもしれない。それはそれでいい。ひざを抱えてうずくまっていればいい。淋しいといえる仲間もいるし，共依存だってやってもかまわない。誘う私がいれば，ほら，今だってそこにはまりたい誰かがいるはず。それを口に出せる，今の，このままの私がけっこう好きだ。

11. 子どものアルコール依存

アラノンが私に教えてくれたこと
●……山上　潔（仮名）

息子の誕生，息子への期待

「アルコール依存症の息子と暮らしていた山上です」

私はミーティングの初めに，いつもこのように自分を紹介している。アルコールに苦しんでいた彼が家を去って3年が過ぎ，わが家にもようやく平安が戻ってきたような気がする。

息子は望みに望まれて生まれた長男で，私たち両親は目の中に入れても痛くないほどの可愛いがりようで育てた。私は成人した彼と酌み交わす杯を夢みて楽しみに浸っていたし，妻は優しい孝行息子の姿を夢みていた。このようにして育てられた彼が，小学5年生の頃からだんだんひがみっぽくなってきた。その当時の彼の写真を見ると，いじけた顔をして写っているものが何枚か残っている。

小学6年生のとき，祖父がお祭りで御神酒を飲ませたことがあった。私たちが止めるのもきかず飲み続け，とうとう酔い潰れてしまった。しかしそれからが大変で泣き叫び転げ回る彼の姿に，家族はただただ呆然として大きなショックを受けるだけだった。今から思えば，彼が初めて飲酒を体験してアルコールが彼の身体に合わないことを知った最初の日だった。

中学3年生になって高校進学を考えるようになった頃，私は高校受験こそ人生最初の関門で，ここを突破してこそ人生を勝ち進む第一歩であると考えていた。大げさな思いをもって，勉強があまり好きでもない息子に膝詰めで特訓をした。そしてその都度，理解力がないとか，集中力が足りないとか悪い所ばかりを厳しくたしなめていた。

この頃の彼は萎縮しきっていて，父親の御機嫌とりのために勉強の真似ごとをしていたに過ぎなかったのだろう。それでも成績がかなり上向いてきたこと

に気をよくした私は，有名校への受験を目指させた。それは親として誰もが思いがちな「有名大学を経て一流企業へ，そして円満な家庭を築いて幸せな人生を」という願望で，すべてが子どもの幸せのためだった。しかし，それは子どもの意向を全く無視した親の希望と見栄であって，そんな見栄を鼻にかけた親の姿こそ，鼻持ちならないものであっただろう。また子どもの将来に親の夢をかけて依存して生きることにこそ，問題があったのだが。当時を思い出して息子は「あの頃の親父はすごく恐かった」と言う。それほど私の気は狂っていたのだろう。

不登校と問題飲酒

　試験の結果は不合格だった。そのときの落胆は息子より私の方が酷かった。本当は泣きたいほど辛い思いをしている彼に対して，努力の足りなさを強く責めた。その後，あまり乗り気でもなかった高校へ進学するのだが，長くは続かなかった。1学年の終わり頃から登校できなくなり，自室にこもるようになった。経験された方も多いと思うが，不登校の様子は家の中の雰囲気が暗く陰気で何とも耐え難いものだ。さらに彼を何とか登校させようとして，毎朝のように取っ組み合いの格闘をした。今思えばよくもあんなことをしていたものだとつくづく思う。そのうち彼は自室にこもってアルコールにひたるようになり，家庭内暴力が始まった。家具や戸障子が壊され，修羅場の日々が続いたあげ句，とうとう退学することになった。当時私は自分の幸せだった高校生活を顧みて，息子の青春が不憫でならなかったことを思い出す。

　その後，大検を受けて大学進学のために親許を離れていくのだが，問題飲酒はおさまりようもなく，彼の学生生活はまさに飲酒とそれにまつわる事件の連続だった。それでも無事卒業できてめでたく職にもつけた。これからは社会人としての自覚をもって世に出てくれるだろうという期待と希望で感慨ひとしおのものがあった。だがせっかくの就職もほんの数カ月で退職して親許へ帰ってきてしまった。息子の傷心した姿を見て「今こそ父親の愛情を示すとき！」とばかり，知人を頼って奔走し，ようやく再就職させることができた。

警察から精神病院へ

しかしこの頃から酒に酔って警察に保護される日が多くなり，夜中の２時３時に警察からの呼び出し電話を頻繁に受けるようになった。夜中の電話の恐怖は，電話ノイローゼとなって今も私を悩ませている。何度目かの呼び出しで警察に駆けつけたとき，私は主任の方から別室に呼ばれた。「息子さんは掌から蛆が湧き出ると言っているが，これはアルコールによるものだと思うので精神科医に診てもらった方がよいのではないか」と忠告されて，その夜のうちに警察署から直接精神病院へ入院することになった。

そこでアルコール依存症と診断され，病気について詳しく医師から説明を受けた。それは聞けば聞くほど，絶望的な話だった。あの酒好きな息子が一生涯酒を断って暮らせるはずもなく，しかも１杯の飲酒で再び元の状態に戻ってしまうという。この先，老いていくだけの自分の生涯にこの酒乱の息子を背負って生きねばならないと思っただけで，前途が真暗闇になって，生きる力がすべて抜けてしまうような気持ちになった。絶望と苦悩の余り，この辛い世から１日でも早く立ち去りたいという厭世感でいっぱいだった。早く「お迎え」のくる日を望むなんて，今にして思えば，やはりどこか狂っているとしか思えない。この時期ほど，自分の盲目的な愛情が息子の人生を狂わせアルコール依存症にまで追い込んでしまった，と悔んだことはなかった。

３カ月後に退院した彼は会社も辞めてしまい，酒だけに頼る生活に陥った。病院で知ったＡＡにも親の顔色をうかがって，「行ってやる」という「態度」でしかなかった。その間，私は彼の職を探すために知人の間を走り回っていた。本当に愚かな父親であった。病院の掲示板で知ったＡＡのオープンにも，なんとか彼の飲酒を止めさせる方法を教えてもらえないかという願いをもって訪ねた。そんな都合のよい答えなどあるわけがないのに。

ＡＡのミーティングに参加してメンバーの話を聞いたり，その人柄に接するとき，これがあの壊滅的な人格から回復した人たちの姿なのかと心底驚かされた。私がＡＡのオープンにひかれていくのと反対に，息子はだんだんと離れていくようになった。やはり親の前では自分を裸にして語ることができなかったのだろう。

私の底つき，息子の底つき

　ＡＡから離れた彼は，見る間に崩れていった。交通事故を起こして入院した病院を抜け出し，酒場で暴力団の組員と喧嘩をしたり，サラ金から金を借りたりして，酷い状態に落ち込んだ。私は私なりに彼のしでかしたトラブルの後始末を弁護士に依頼したり，サラ金の返済のために金の工面に走り回ったりして，惨々な毎日であった。へとへとに疲れ切った私は，12のステップの「もう生きていくことがどうにもならなくなった」という心境であった。家族の私がまず底をついたのだ。この息子さえいなければ，どんなにわが家は平安なことだろうとさえ思った。また一方では「苦しいときの神頼み」とばかり，日蓮宗の祈禱所で祈ったり，お百度参りに通ったり，水子供養に出かけたり，やおよろずの神々にただただ頭を下げ続けていた。

　そのとき，私は病院のアルコール教室で，知人からアラノンを紹介された。それと時を合わせるかのようにしてある朝，泥酔した息子が泣きながら「病院へ入れてくれ」と頼み込んできた。よほど苦しかったのだろう。恐らくこれが彼の底つき体験であったのかもしれない。アラノンで行われるミーティングでは，「言いっぱなしの聞きっぱなし」を原則にしているため，自分の悩みを誰にも気遣いなく安心して語れる。また仲間の話から気づきと共感を得ることができる。ミーティングに出席するたびに自分の辛さが薄皮を剝ぐように消えていくのを覚えて，アラノンが自分自身の暮らしの中にしっかりと根づいてきていることを自覚した。

　アラノンには「手から離して神に預ける」というスローガンがある。私が彼への「とらわれ」から離れられたのは，入院費や起こした問題の尻拭いのために経済が困窮したことや，トラブルのたびに近所に対して肩身の狭い思いをしたこともあるが，それよりも親は子どもの一生を背負って生きられないものだとはっきり自覚したことと，死をも望んだほどの辛い厭世感を体験したことにあると思う。

人生の指針「12のステップ」

　あんなにも親に対して依存性の強かった彼も二度めの退院の後，親許を遠く

離れた地方で自立した生活を送っている。今では夢のように思う。親許を離れた当初は苦しい思いもしただろうが，今はコントロールの強かった親の目から逃れて伸び伸びとした生活を送っているに違いない。そう思うようにしている。そして常に彼を見守ってくれている神に対して，また彼を支えてくれている多くの人たちに対して，感謝の気持ちでいっぱいである。

　私や妻の誕生日など，年に数回彼から電話がくる。「元気かい」「元気でやっているよ」とただそれだけだが，そのことをお互いに自立し合って生きているメッセージとして嬉しく受け止めている。人間は必死になれば「力」が与えられるものだと信じられるようになった。それと同時に，彼の「やる気」を剝ぎ，「能力」を奪っていた私の自己本意な盲目の愛情を深く反省させられた。

　私たち夫婦はこれまでの人生でさまざまな苦労を経験したが，今はアラノンにたどり着くことができ，「12のステップ」を知り，自分の生き方を根本的に考えさせられ，見直させられたことに感謝している。これからもきっと，自分の人生に多くの問題が起こることだろう。しかし「12のステップ」を人生の指針として生きていくことによって，アラノンのスローガンが「生きた力」となって私たちに働きかけてくれることを信じたい。人間は生きるに当たって何かしっかりとした心のより所，自分を力強く支えてくれるものが必要であることを，アラノンは私に教えてくれた。

第1章●家族関係から語る共依存

12 夫の暴力

バタード・ウーマンと共依存
——私の理解
◉……野本律子

共依存の概念

　共依存という概念は，あるコミュニケーションのパターンを明らかにした便利な概念で，多くの人が「自分のことが書かれている」と言う。便利であることは概念の曖昧さをも意味する。その概念の便利さと曖昧さは自己の問題として直面するときに助けにもなり，ときには回避ともなる。「共」のもつ意味は優越感であり，悩むことへの自己憐憫であり，自分自身を外側から規定し，自己自身の現実から自己を遠ざける。

　共依存の概念を『他者の嗜癖行為を自分自身の嗜癖として利用する』『自己の嗜癖に人間関係を利用する』とする。関係のありようとして『自分自身の放棄によって自分自身，他者，社会に対しても責任をもてなくなる』『自己感覚の喪失』『親密になることの恐れ』とし，行動として『境界線の無視』としたとき，共依存の概念を嗜癖として「共依存者」が直面しうる（嗜癖者は自己の欲望については認知するが，共依存者は嗜癖者以上に自己評価が低く自己の欲望を認知できない——自己の欲望・選択に責任をとるプロセスが嗜癖からの回復プロセスそのものである）。

　バタード・ウーマンの概念を嗜癖の概念からとらえ，複雑性PTSDの概念から回復のプロセスを理解すると，バタード・ウーマンへのエンパワーとなる。

　今，私の体験はバタード・ウーマンの体験と名づけられている。夫の暴力に疲れ果てて家を出た1984年の４月には「夫からの暴力で困っています」という問題は，相談の対象とはならなかった。以前から私の体験をアルコール依存症の妻，ＡＣまたは，共依存の問題として他の本や雑誌で語ってはきた。しかしアルコール依存症・共依存というキーワードによって語られた体験では，母と私が体験した夫からの暴力による絶望的な恐怖感と無力感，そして恥辱感は決して語ることができなかった。同じ状況は多くの女性が体験していたことであ

るが，名づけられていない女性の生きにくさは共有することができなかった。それぞれが辛い物語として個々別々にあった個人の問題だったのである。「私はバタード・ウーマンだった」と体験を再構成するのにそれから10年が必要だった。今回，再び「共依存」というテーマで私の体験を語るとなると「バタード・ウーマン」は女性の生き方という総体であるから，共依存の枠をはみ出ることになる。

私の体験

　夫がお酒を飲むと暴れるようになったのは，結婚後間もなくからで，娘が生まれてからは特に多くなった。私は「ナゼナゼ」といつも思ってはいたのだが，人に相談もできずひとりで抱え込んでいた。夫が暴れて夜中に逃げたときでも，翌朝は何ごともなかったかのようにいつもの朝が始まる。離婚を考えたことは何度もあるが，そのたびに「でも…」と考えて家を出ることができなかった。「夫の暴力は夫の必要に答えられない私が悪いから，私が冷たい女だから。でも…いや，やっぱり私が悪いのだから…に違いない」と考えがグルグル回りはじめると暴力のサイクルと一致して，しばらくは支配と服従の関係が維持されることになる。

　ある夜，静かに眠れない日が何日も続いて疲れ果てていた。「お母さん，ホラお父さんのいびきが聞こえるから，もう安心して眠れるね」と言う10歳になる娘に「明日は家を出ようね」と答える。3週間ほど前に2週間の家出から戻ったばかりのときで，初めて味わった他者の情緒に責任をとらずに過ごせた安心感は，私をいつ爆発するかわからないハラハラした生活を過ごすことに耐えられなくしていた。しかし何かを解決するのではなくて"もう，いやだ"という行動でしかないと自分を責めていたので家出先でもゆっくり過ごせる訳ではなかった。また夫が何か事件を起こすのではないかと違った不安を過ごすことになった。

　この家出で私たちの夫婦が問題を抱えていることがみんなの知るところとなり，伯父夫婦からアドバイスを受けた。親戚の人たちは私が幸福に暮らしていると思っていた訳ではないが，私が人を寄せつけず髪を振り乱してやっているのを黙って見ているしかなかったと，伯父から教えられた。そのとき，初めて

人前で泣くことができた。

　そして，伯父のアドバイスに従って，電話で相談をした。「アルコール依存症でしょう」と言われた。そのとき「家を離れているのはいいですね」と言われてほっとした。自分のやっていることがわからない不安から「アルコール依存症とは何かを知るために行動できたこと」や，「家を出られたことがいいことなんだと言ってもらえたこと」が，理由はわからないが援助された実感となった。その後はアルコール依存症の妻の治療プログラムを歩むプロセスを経て約１年のち離婚をすることができた。

母に共感できたとき

　ところが，離婚した後にうつ状態になってしまった。そんな自分の心に恐怖にも似た強迫感を感じた。しかし，この強迫感は「私は何者であるか？」というエネルギーともなり「私の物語」が「私はバタード・ワイフの娘」と物語れるようになるまでの離婚後の約10年の間を，市民団体ＡＫＫ（アディクション問題を考える会）の活動に，私を駆りたたせた。

　その10年間は，アディクションから家族の問題，児童虐待，女性への暴力，そして心的外傷への理解と精神療法の新しい概念枠が提供される年月とも一致することになる。ジュディス・ハーマン著『心的外傷と回復』の序の中に「本書はつながりを取り戻すことに関する本である」とある。私にとって「女性への暴力」「心的外傷」の理解は，それまで切れていた「私と私」「私と母」「私と女性」とのつながりを取り戻すために必要な大切な概念となったのだ。私の母は人生の多くを無気力に過ごしている。「生きていて何になるの」「いいことなんか何もない」「生きていてどうするの」と独り言をいい頭を抱えて過ごし，多くの時間を頭痛・皮膚疾患・膠原病・リウマチに悩まされた。

　父が母に暴力をふるったのは，第３子の次女である私が生まれる前後に激しかったようである。父が母に大きなハサミを投げつけて，顔に大ケガをさせている。兄は記憶にあるという（私は３歳くらい）。兄の記憶では私もその場にいたのだそうだが記憶にない。

　もう一つ大きな父の暴力がある。これは私の記憶にある。私が17歳のときでその前年父は事業に失敗して１年間酒浸りの生活をしている。母と口論となり，

猟銃を母に向けている。私の目の前で起こった出来事で，私が止めに入った。

この二つの記憶の奇妙さはのちに外傷性記憶を知ることによって理解できた。つまり最初の記憶は暴力の恐怖として私の身体感覚として残り，45年間誰からも語られなかった。二つめの記憶は感情の伴わない記憶としてある。いまだに外傷性記憶のままで物語れていないのである。バタード・ウーマンの概念を理解するまでは「父に冷たい母」として私は母に批判的であった。女性として母に共感できたのは残念なことに母が亡くなった後のことであった。

シェルター設立（現AWSシェルター）に関わったことも私のエンパワーに必要なことだったのである。

バタード・ウーマンたち―安全と安心

バタード・ウーマンたちは安全であるということがどういうものかわからなくなっている。長い間，暴力の恐怖にさらされていると，バタラーを怒らせないことに没頭せざるをえない。生活全般にわたって，そのような動作で身構えることになる。何が安全であるかということより，今この場を警戒し，相手が暴力を発動させなければ圧倒的な安堵を感じてしまう。相手によって自分の安全がもたらされると，暴力とならなかったとき，感謝さえ感じてしまう関係に陥ってしまう。この暴力が最後だ，次はこうなるだろう，こうなるかもしれないと「ない」可能性にばかり注意が向いてしまう。そして暴力と暴力の間にある一瞬の幸福感が次第に薄らいで短くなるとき，この場から逃げる，家を出る力が残っていれば，暴力から離れ支援の情報を探す時期である。しかし自分など守るに値しないと思うように無気力になってしまっていると，家を出ることがなかなか実行できなくなってしまう。

個人の努力を超えた不安

虐待者から離れようと思ったときに起きる不安の問題もある。女性が共通に抱えている社会的・経済的・文化的なあらゆる面にみられる男性の優位性から離脱する不安である。この不安は個人の努力を超えている。ある女性はさらに心の深い部分で不安が起こる。多くのバタード・ウーマンもその不安で苦しむ。これはあるバタード・ウーマンが語った言葉である。「母からもらえなかったも

のを彼はときどきくれる。彼は失われた私の母だから，彼から抱きしめられたときの安心感は他にはどこにもない」。

安全な場の中で新しい人とのつながりを取り戻すまで，この不安は苦痛となってしまう。他の女性は「どうしよう」「どうしよう」と言っている自分の方がなじんでいる。それから離れたらどうしていいかわからない。かかわりがなくなったらさみしくていられない。何もない苦しさとトラブルの中にある自分の苦しさは同じであると語った。

安全な場に避難して，身体の疲れがとれたころ，この苦痛に襲われる。この時期は，再び愛着の切り離しに伴う情緒的反応が再活性化してしまうので虐待者へ連絡をとってしまいがちな時期でもある。バタード・ウーマンが家を出ようと決心するまで，以上のように個人的な解決を超えたたくさんの問題がある。現在の日本の状況では，どこかのシェルターにたどり着いて欲しいと願うばかりだ。

現在，日本のシェルターが果たす役割は大きい。シェルターの役割とは，まず安心できる安全な場となることと，ドメスティック・バイオレンスの概念の提供である。

私たちサバイバーは「ここに来られてよかったね」とシェルターにたどり着いた女性に声をかける。この言葉に「あなたの行動は間違っていないよ」「混乱していてもあなたの直感は，ここを選んでいるよ」というメッセージを込めている。シェルターが提供できるもう一つの役割はバタード・ウーマンがもうひとりのバタード・ウーマンと出会うこと，女性から援助される体験をもつことができる場となることである。

バタード・ウーマンが喪失したもの

暴力が人を傷つける本質は，絶望的な恐怖に伴う孤立無援感と無力感と羞恥心にある。「人と人とのつながりを絶たれ」「自分の存在に意味があるという感覚がなくなり」「自分で自分をコントロールできない」このバタード・ウーマンが喪ったものはバタード・ウーマンとの出会いの中で取り戻すことができる。取り戻さなければならないものは信頼を基盤とした新しい関係を育てるコミュニケーションである。

バタード・ウーマンのコミュニケーションは混乱している。低い自己評価のために自分はこうしたい，他者に対してこうして欲しいと伝えることができない。彼女たちのコミュニケーションは迂回してわかりにくい。したがってシンプルでストレートな表現ができるようになるまでに長い時間が必要なのだ。

　バタード・ウーマンの自助グループの中では「あなたの気持ちはよくわかる。ひとりではない。ここはあなたの居場所，あなたらしくふるまっても大丈夫」という新しい世界観を体験する。他の女性と一緒に過ごす時間を心地よく感じる。

　このように体験した感覚から自分自身と他者を信頼することを学び，自分自身と他者とのつながりをもう一度結び直すことができるようになるのだ。

　ドメスティック・バイオレンスを暴力を介した共依存という『嗜癖する人間関係』として理解することが暴力被害女性に力を与える。そして自ら恐怖，孤立感，無力感，羞恥心（心的外傷）と面と向かうことができ，暴力から自由になることができるのである。

第1章●家族関係から語る共依存

解説 共依存からの回復とは何か

●……信田さよ子（原宿カウンセリングセンター）

病気としてでなく

この概念はアダルト・チルドレンと同様にアルコール依存症の現場において
コメディカルの人たちによって診断名としてでなく生まれた。したがって医療
モデル（病気，治療）には収まりきれないものを含んでおり，きわめて曖昧な用
いられ方をしている。

アメリカにおいては，誕生して時間を経るにつれこの言葉は発生の現場であ
るアルコール依存症から遠く隔たった用いられ方をするに至っている。それも
アダルト・チルドレンと共通した展開である。同様の現象がおそらくわが国で
も起こるのではないだろうか。それを見越して，この言葉を三つのレベルに分
けてとらえることにする。

①疾病モデルとして（個人の病理をあらわす言葉として）

②関係モデルとして（ある特定の関係性を指す言葉として）

③社会学的な言葉として（集団，文化の特色をあらわす言葉として）

まず医療モデルの範疇に収まるとすれば，この言葉は「診断名」として成立
し，病気をあらわす言葉になる。

しかし診断とは個人の内部に対して，個人病理に対してなされるものであ
る。一方この言葉はそもそもアルコール依存症本人の周囲にいる人に対して，
つまりアルコール依存症者との関係において発生した。つまり「関係の病理」
としての言葉であった。したがってこの言葉はその人個人の病理としてでな
く，他者との関係のもち方の病理としてとらえられる必要がある。「あなたは
共依存という病気だ」などという表現はそのあたりが混同されているといって
いいだろう。

しかし，この医療モデル適用の限界は，アルコール依存症本人と実は同じで
はないだろうか。アルコール依存症に対し疾病概念を適用することの妥当性と
その限界はすでに「関係モデル」の適用によって明らかである。それと同様に

80

現在は関係モデルとしてしか用いられていないこの言葉がいつか診断の言葉として成立する時代がくるかもしれない。家族のアルコール問題でクリニックを訪れた人が共依存と診断される時代がくるかもしれないのだ。

本稿で，筆者は二つめの関係モデルに依拠しているということはいうまでもないだろう。われわれの仕事は医療行為ではなく，カウンセリングである。このような脱医療の現場ではこの言葉は極めて問題解決に対して有効に機能する。しかしその際常に二つの点に留意することが大切である。
①アルコール依存症との対比でとらえること
②具体的な関係に対して用いること

これらはいずれもこの言葉が拡大解釈をされ，社会学レベルを超え，抽象的新奇な概念と化していく（ACムーブメントがそうであったように）ことを防ぐためにである。

共依存の発生

ここで共依存を「ある困った状態」としてとらえてみよう。

アルコール依存症本人はアルコールという物質に嗜癖しており，共依存の人たちは「関係」に嗜癖しているといわれる。それは関係に酔うというより，むしろとらわれるといったほうがいいかもしれない。ある人との関係にとらわれていく，そしてそれ以外のことが考えられず1日中そのことばかり考えている。われわれの人生においてこのような状態は実は誰にでも起こりうる。一つは「恋愛」である。恋愛は病的状態であると，シニカルな批評家ならともかく，誰もそのようには考えないであろう。この状態があるからこそ人は結婚などという一大事業に足を踏み入れるのであり，また結果的に子孫を残すことにもなる。

もう一つは新生児期の母親である。この時期，それまで決して夜中に目覚めたこともなかったような女性が，かたわらに眠る子どものかすかな泣き声にも目覚め授乳する。しょっちゅう呼吸をしているのかと心配になりベッドの子どもをのぞきこむ。関心のほとんどは子どもに向けられる。この状態のおかげで子どもは育つことができる。これらはとらわれではあるものの，困った状態ではない。したがって共依存とはいえない。

しかし，この二つ以外にも人との関係にとらわれることはある。例えば家族

の誰かが病気になる，家族の誰かが問題を起こすときである。例えば子どもで
あったり，配偶者である。現在の家族制度では女性にとって夫，子どもの問題
には自分の存在がかかっている。夫は彼女にとって経済的支柱であり，夫の妻
であることが社会的地位でもある。子どもの問題はもっと深刻である。母親で
ある自分の育て方の総決算が子どもであるとすればその子どもになんらかの問
題が発生すれば母としてのこれまでの人生は否定される。専業主婦であればそ
の度合いはより強まるであろうが，基本的には仕事をしていても変わらないだ
ろう。

　摂食障害の娘をもつ母を例にとってみよう。

　専門医を受診するとしばしば母である彼女たちが責められる。典型的なもの
は「娘が摂食障害になったのは3歳までの母親の愛情不足が原因です」という
断定である。それはたいてい男性の医師が多い。まじめな母は立派な先生が言
うのだから本当だろうと考え，いっしょうけんめい過去を取り戻すため「愛情」
を注ごうとする。自分のいたらなかった過去を振り返り自分を責める。それは
とても辛い作業である。夫の協力も得られない。苦痛の末，現在の状態から脱
するには「あの子が変わればいい」と考えるようになる。そして本人を変える
ためのさまざまな行動が始まる。

　一方，本人がさまざまな要求をすると家族はそれを受け入れることが「愛情」
と思う。暴力をふるって無理難題を押しつけても，親はすべてを受け入れ自分
のいうがままになる。このパターンを繰り返せば繰り返すほど，実は本人に
とってそれは自分を変えようとする親のコントロールであることが明白になっ
ていく。このような2人の関係は日々煮詰まり，お互いが身動きできない状態
にまで硬直化していく。

　このようにして「愛情」と「支配」(コントロール)は一体化していく。問題を
かかえた家族の一般的な姿はこのようなものである。

　これまでの自分の人生を否定されるような衝撃が共依存の発生の一つの大き
な契機である。衝撃によって自己否定感，自信喪失，生き方の否定が生まれ，
それを契機として他者をコントロールすることへの強烈な欲求が芽生える。こ
れが共依存発生のメカニズムである。

回復について

　このような状態を苦しいと思う人に対して共依存という言葉は変化のきっかけをつくる。病気でなく困った状態としてとらえるのになぜ回復という言葉を使うのだろう。問題解決と回復という言葉はどこで切り結ぶのだろうか。回復とは本人の関係のもち方というより，本人そのものに焦点を当てた言葉である。アルコール依存症を例にとれば，病気が回復するというより，生き方そのもの，さらには世界観そのものの変化を指す言葉である。嗜癖の回復の3段階に沿って共依存の回復を考えてみよう。

行動修正期

　アルコール依存症者の行動修正はもちろん酒を飲まないでいることである。とにかく理由は何であれ，飲まないでいることを今日一日実現させること。これを共依存に置き換えてみるとどうなるのだろうか。問題を起こす人の傍らにいて，問題行動をなんとかやめさせようとするすべての行動を一つずつやめていくことである。その行動はコントロールであり支配である。それが続く限り，2人の間の悪循環は変わらない。しかし，このような見方は従来の常識と真っ向から対立するものである。問題を起こす人がいたら傍らでその行動をやめさせようとすることが正しいことであり，家族の愛なのだとされている。

　したがって，このようなドラスティックな認識の転換は，教育によって一方的に情報を注入することで行うのが効果的だろう。「理由はともかくこのようにすることがいいのです」と行動を提示する。この指示的対応は嗜癖問題特有のものだ。なぜなら現実の変化は予測できず，常に緊急対応が必要だからである。またグループカウンセリングという形態をとることが大切である。それは1対1のカウンセリングの数倍の効果を発揮する。メンバーを鏡として，支えとすることでこのような認識と行動の転換が実現される。

　行動修正の一番の柱はどのようにコントロールを撤去していくかという点である。そのためには日々の行動がコントロールかどうかという見分けが必要になる。あたり前と思って行動していたことがコントロールだったという指摘によって，その行動をやめようとする。行動の修正とはこのようなことなのだ。

アルコール依存症本人がアルコールを飲まないで1週間を過ごしたらほめられるように，この時期は行動指示に沿って，実行できたら評価を与え，できなかったら新たな対策をと，きわめて行動療法的な対応で終始される。

　また，心理教育的支援も必要である。共依存・嗜癖などという言葉を獲得することで認識が変わっていく。そして本人との間に少し距離ができる。まったくわけのわからなかった行動（過食，飲酒，ギャンブルなど）が嗜癖として整理できるからだ。距離ができるぶんだけ楽になる。アルコール依存症本人がとにかくアルコールに手を出さないことと，家族がコントロールを放棄することはまったく同じである。

自己洞察期

　この時期は問題の焦点を自分にシフトさせる時期である。アルコール依存症本人が問題を飲酒から対人関係にシフトさせるのと対応している。

　相手（他者）に対するコントロールを撤去するといったんは楽になる。相手の問題を相手に返すことを繰り返していけば，今までとらわれていた相手の問題から解放されるのだから。しかしいったん楽にはなったものの，そのうち別の感覚に襲われるようになる。目的喪失感，空虚感，孤独感などであり，時には深刻なうつ状態を呈する人もいる。これは一見不可解である。自分が抱え込まなくてもいいものを相手に返したのなら，楽になって自分自身が快適に暮らせるようになるのではないだろうか。

　実はこれが共依存の特色なのである。つまり自身の自己否定的感，空虚感を他者への関心とコントロールで埋めるという関係のもち方が共依存なのである。その人たちが他者へのコントロールを撤去するということは，それによって埋められていたものが表面化してくることである。アルコール依存症の人たちがアルコールをやめると，一部の人たちに深刻なうつが生じることはしばしばみられる。また一部の人たちはアルコールはやめているものの，ギャンブルなどの他の嗜癖に走ることがある。これは嗜癖の横滑り現象とでも言えるだろう。

　共依存においても同様なことは起こる。夫が断酒すると今度は煙草をやめさせようと必死になる妻や，娘の摂食障害が回復すると息子の酒の飲み方がアル

コール依存症の予備軍ではないかと干渉する母などはよくみられる。

つまりこのような人たちにとって関心のベクトルが自分に向かうことはとことん避けられるのだ。共依存の人たちに対して自分自身に焦点を当てるようにかかわるのだが，彼女たちの関心の方向はまるでブーメランのように自分自身をよけて迂回し他者の方向に向かうのである。そして他者のことを語るときの表情，エンドレスに語られる呪詛のような内容，そこにみなぎるエネルギーはまさに嗜癖という言葉がぴったりである。

アルコール依存症の人たちは酒をやめなければ死んでしまう。底をつくことが明確である。しかし共依存においては底つきとはなんだろう。彼女たちは共依存を続けていても，相手が死ぬことはあっても決して彼女たちは死なない。共依存という嗜癖は自らを傷つけることは決してない。この点が回復の困難さを生んでいる。しかし，嗜癖の対象として物質ではなく関係嗜癖を選んだことはより社会適応的ともいえ，それは共依存の人たちの力なのかもしれない。

したがって，この時期が，つまり問題を自分にシフトすることができるかどうかが決定的な岐路になる。他者の問題から手を引けたとき，落ち込まない人にとって回復はありえないのだ。

自己洞察とは，自己の空虚さ，挫折した人生，不幸な結婚生活に直面することである。そして他者の問題にとらわれ，コントロールに明け暮れることでその直面から免れていたことを認めることである。そのような人たちがどのようにして自分にベクトルを向けることができるのだろうか。果たしてそれは可能なのだろうか。それは彼女たちを責めたり，指示していては不可能である。ショック療法として直面化の指摘をすることは時として有効なこともある。しかしますます自己否定的感を強めるだけなのだ。むしろ彼女たちの不幸を共感し，それは彼女たちの責任ではないことを伝えることである。よかれと思ってやってきたことだったのだと。今の自分を肯定されることで「不幸」な自分を認めることができるのだ。

これはアルコール依存症本人が，必要があって飲んだのであり意志の弱さではないと認められることと同じである。

新たな関係獲得期

この段階はコントロールから極力遠ざかった関係をつくっていくことを目的とする。それは親子，夫婦など日常の具体的関係においてである。この時期は二つの方向で進められる必要がある。一つは対人関係に焦点を当てた方向，もう一つはその対人関係の起源をたどる方向である。

第一については「心理劇」（サイコドラマ）が有効であろう。日常生活の具体的場面について実際の場面に即して行為しながら変化を経験することができる。人をコントロールしない伝え方を実際の場面でやってみる，コントロールされるとどんな気持ちになるか経験してみるなど，この方法は共依存的関係を変えていくためのヒントに満ちている。

第二については，行為というより認識に重点をおく。なぜ自分がコントロールする関係に陥ってしまうのか，それ以外の関係がなぜ苦手なのかとその理由，起源を探るのである。多くの共依存の人はこの作業を通して自分の生育歴にたどりつく。そして原家族での経験などを思い出し，自分がその中でとっていた役割に気づき，自分がＡＣであるという認知に至る。

つまり共依存の回復のゴールの一つがＡＣとしての自己認知なのである。ＡＣについての詳述は省略するが，共依存の発生が苦痛に満ちた衝撃とそれに伴う自己否定的感であったことを考えるとこれは当然ともいえる。筆者自身の臨床経験でも，共依存のグループカウンセリングを終了した人がＡＣのグループカウンセリングに参加することが多い。

共依存の人たちは，他者に関心を集中することで不幸で空虚な自己に直面することなく生きてきた。アルコール依存症の人たちが酒に酔うのと同様である。嗜癖が一種の自己治療であるとするなら，この人たちもこのようにして生き延びてきたのだ。

このようにコントロールの起源をたどることで，彼女たちも免責される。そしてＡＣとして親との関係においてとってきた自分の役割に気づくことで，現在の自分の対人関係の習慣を変えていくことはもっと容易になるだろう。

しかしすべての共依存の人がＡＣと自己認知しなくてはならないわけではない。自己洞察期にそれほど落ち込むことなく，行動修正のみで相手の問題行動

が解決し，幸せな生活が戻ってくる人も多い。むしろそのような人たちのためにこそ，困難な状態から脱するキーワードとしてこの言葉の意味はあるのかもしれない。そして問題解決のプロセスにおいて，鍵を握る人（キーパーソン）としての主体意識を喚起するために「回復」という言葉は用いられるのであろう。

第2章

対人援助関係における共依存

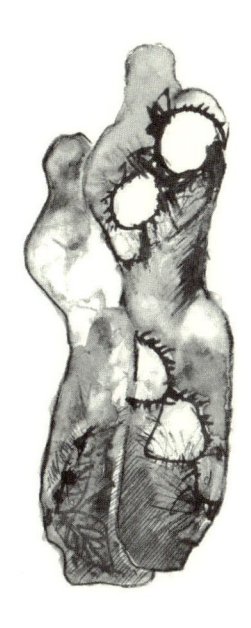

1 教師・生徒関係

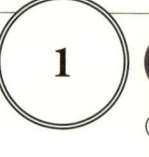

●……**西田隆男**（自由の森学園）

タブーとしての共依存

　日本の教育現場の中で共依存が話題になることは、これまでほとんどなかった。このことは教育学というアカデミズムの分野でも同じである。それは「共依存」という言葉自体になじみが薄く、比較的最近使われるようになったためもあるが、それ以上に言葉がもつ意味に主な原因がある。

　共依存の中核をなすものは支配とコントロールだといわれている。そしてこの原理は実は、近代日本の学校教育そのものでもある。学校教育で最も重要視してきたものの一つが「集団生活における規律」である。このために、教育という名のもとにどれほどの体罰と心理的暴力がなされてきたことだろうか。

　今日、学校での教師の体罰が社会的に大きな問題になるのは、ようやくそのことが表面に出てきたからにすぎず、長い間まるであたり前のことででもあるかのように行われてきたことを証明している。そして残念ながらいまでも「教育という名の見えない支配」が学校に存在している。

　その中核となっているのが「共依存」である。そして学校の中の共依存を語ること自体が、教育にとって危険な要素を明るみに出すことになるのである。というのも、それは学校にとっては教育システム自体に対する批判になりうるし、教師および保護者にとっては人間関係に対する批判につながっていく。できれば避けたい話題なのである。

　だから、このことは暗黙のうちに「タブー」となっている。あえて波風を立てる必要などないではないか、と。

　教師が子どもたちに恐怖と不安を与えることによって支配するという構造は、臨床の場でいわれている病気としての「共依存」そのものである。このことが近代型教育制度のもとに形成されてきた学校教育における人間関係の一面である。もちろん病的な共依存とは反対の、しかし表面だけを見ると似ていなくもない「親密性」による教師と生徒との人間関係が成立している教育現場も

あるが，全体の構造としては共依存型学校が公教育では一般的であった。だから，人間教育を柱にした私立学校が創られてきたのである。そこで大切にされたことは，権力と支配のない教師と生徒との親密な人間関係であった。その実現がかなり難しいことは現場のものが実感していることではあるが……。

　実際には「共依存型教育」のほうが，組織としては能率的で，表面的にはらくに思える。だから長い間，大多数の学校で無意識になされてきた。特に意識して実践しなければ「共依存型」の学校になってしまうといったほうが正しいかもしれない。逆に「親密型」の学校をつくるのはかなり意識して実践しなければならないたいへんな仕事になる。しかし，それをしなければ，真の意味で子どもたちのための「健全な学校」にはならないだろう。そのことにまず子どもたちが気づきはじめている。教師はそれに影響されて試行錯誤しているのが，日本の教育の現状ではないだろうか。

　現在学校で起きている「いじめ」「学級崩壊」「問題行動」といった現象の背後には，臨床の場で「共依存」と呼ばれている人間関係の病理がある。その視点での教育問題をみていく必要があるだろう。時代はいま，そこまで事態が進んでいる。

　そのようにしてようやく気づきはじめた共依存の問題を，ここでは思春期の高校生に光を当てて，その姿をみていきたい。

学校では顕在化しない共依存

　共依存は学校の中ではまったく見えないし，いわんや問題化することなどない。なぜなら，共依存の状態にある生徒はだいたい「いい子」だからである。学校というところは，一般に校則を守って，学業の成績がよければ，すべてよしという世界である。

　共依存の生徒は学校ではそんな「いい子」を演じている。そうすることで家族，例えば母親との共依存関係を維持する。だから，このタイプの生徒が学校で問題になることはこれまでたいへんまれであった。

　たとえ，こういう生徒が共依存関係に気づいて反乱を起こしたとしても，その反乱の根が共依存にあることに目が向けられることはほとんどない。仮に万引きをしたとしても，万引きという行為自体が問題にされ，「もう二度としま

せん。ごめんなさい」と言えば，それですべてが落着する。万引きという行動で共依存関係に対して反逆したにもかかわらず，そのことは問題にされない。多くの場合，次に問題を起こすときは学校とは関係のないところでやってくれるので，それ以上かかわりあいにならなくてすむ。

前述したように，共依存の生徒は「いい子」が多いため，問題が見えにくいのである。そして，それが顕在化するころには，もう共依存の問題ではなく，別の社会的な問題になってしまう。すなわち，さまざまな非行という現象となってあらわれてくるのである。それに対して行われるのは対症療法的な対応である。そのようにしてかつての「いい子」が「不良」になっているのを見ることになる。

学校教育の中で共依存が生徒の問題として見えてくるのは，思春期に入る中学生から高校生になってからであるのが一般的である。小学生の時期は親子が共依存関係にあっても「仲のいい親子」にしか見えないで，その実体は誰にもわからないことがほとんどである。むしろ「ほほえましい風景」として他者には映ることであろう。

その実体が顕在化してくるのが第二次反抗期が始まる思春期の中学・高校のときである。この時期に学校生活の中で共依存がどう問題になってくるかについて，次に見ていきたい。

▌代理戦争としての問題行動

共依存がきっかけで医療・相談機関にまでたどりつく場合は，事態がかなり深刻化しているケースであろう。特に日本では，文化規範自体が共依存的なため，共依存が社会的に問題になることは欧米諸国に比べてかなり少ない。

にもかかわらず，学校という教育の場でその予備軍のようなケースが数多く見られる。医療施設や相談機関に自主的に訪れる人たちのようには問題ははっきりしていないが，共依存を背景として起こるケースがある。

高校生活の後半での最大の課題は「進路」である。進学か就職か浪人か，どの道をとるかは，本人はもちろん，保護者にとっても重要な選択である。こういう状態のときに親子の共依存関係が表面に出てくる。一見順調なときには見えなかったものが顕在化するのである。

両親ともに高学歴で，典型的な都市型のマイホームといった生活をしている家庭で，「理想的」な教育を受けてきた子どもによくあるケースである。彼らは「親にとっての」いい子たちである。幼いころから両親にいわれるとおりに生きてきた。そんな彼らが，高校卒業後の進路選択をきっかけに共依存の親子関係に反乱を起こす。「学歴信仰」を潜在的にもっている親は，子どもが幼いころからその路線に乗せて育ててきている。こういう家庭の子どもは，大半が幼児教育とか英才教育と呼ばれる学習を受けてきている。よくあるパターンは，ピアノ（バイオリン），英会話，スイミング，そして教科中心の学習塾である。その他，親の趣味でいろいろな稽古ごとをやっている。少なくとも二,三の習いごとはしているし，すごいのになると七つとか八つという子どももいる。そして，家がその地域の「名家」であったり，子どもが「評判の秀才」であったりする場合がよくある。

　そういう子どもは一般的に「優秀」である。何でも一通りのことはできる。そのまま順調にいけば，社会的にもエリートコースを歩んでいったであろう。にもかかわらず，なぜか自己評価が低く，他者から見ると何でもできる秀才であっても，自分ではそんな自分を評価していない。そういう子どもが突然に変わる。それは周囲の者からすると，唐突な変身に見える。

　まず習いごとを含めて勉強を一切しなくなる。これは誰にでも起こる。与えられた勉強だけの人生からの逃走，または避難である。そして次に起こるのが反乱である。どのような反乱の仕方をするかは，その子のパーソナリティと環境によってさまざまである。

ケース①肉体労働の世界へ

　親が高学歴で共依存関係にある男子の反乱で，生徒本人が肉体労働の仕事を選ぶという進路がある。両親は当然ながら大学進学を希望している。そして子どものほうも，それがいやになるくらいよくわかっている。そういう状況で子どもがとる進路が肉体労働なのである。

　ホワイトカラーの親は肉体労働という仕事が嫌いであることを，子どもは本能的に察知している。それは子ども自身に意識されている場合もあるし，無意識に選択している場合もある。どちらにしても子どもは親のいやがることをす

る。そうすることで共依存関係を断ち切ろうとするのである。

　彼らのする仕事としてよくあるのが，道路工事とか建築現場での日雇いの仕事である。正就職ではトラックの運転手（助手）というのもよく見られる。

　この場合，本人が本当に好きで選ぶケースと，好きでも嫌いでもないが，とにかく社会的に認められるかたちで親のいやがることをするというケースがある。

ケース② 「お水」の世界へ

　前述の男子と同じような家庭状況で，女子の場合は，それが「お水の仕事」というかたちであらわれることが多い。「お水」，すなわち水商売である。具体的にはホステスの仕事である。この場合も男子とまったく同じで，親のいやがる職業を選ぶのだが，それが女子の場合は水商売ということになるようである。

　一般に普通の親は，自分の娘を積極的に水商売のホステスにしようとは考えない。どちらかというと，そういうことはしてほしくないと思っているのが本音ではないだろうか。特に高学歴で子どもと共依存関係をつくる親は，この傾向が強いようだ。

　進路のことで親子が話し合っていて，なかなか結論が出なくて困っているときによく出るセリフに，「それ（水商売）だけはお願いだからやめて」というのがあるほどである。

　高卒で高収入の仕事といえば，男子の場合は肉体労働，女子の場合は水商売になる。特に女子にとってのホステスは華やかな世界で，銀座や赤坂の一流のクラブでナンバーワンになれたらと想像するだけでも夢がある。経済的にも親から自立できるし，共依存関係を断ち切るには絶好の仕事である。さらに，その世界が好きだったら，人生での夢までかなえられるのだから一石二鳥の選択である。

　最近では男子にもホストというかたちでこの仕事への道が開かれている。子どもがその仕事を選択した場合にも両親は驚いて反対するが，女子のホステスほどの危機感はなぜかない。

ケース③プータローの人生

　フリーアルバイターとプータローの違いは，前者は正職には就かないものの，自主的にフリーとして常時仕事をしている。一方，プータローは必要に迫られてときどきアルバイトをするものの，生活のメインが仕事にはなく，普通は何もしないでぶらぶらしていたり，趣味の生活をしていたりする。こうしたプータローも共依存の場合がある。

　共依存関係では，特に家庭の中で際立ったトラブルがなければ，そのまま「ぬるま湯」の中でずっと生活していたりする。そんな場合に選択するのがプータローである。特に共依存だと気づかない状態だ。日本は物質的に豊かだからそんな生活の仕方ができるのであろう。それが人生にとってどういう意味があるのかについて考えてみる必要はあると思うが。現在の日本ではプータローというかたちで家族間の共依存が温存されていることは確かであろう。

ケース④引きこもり

　さて，最近，臨床の現場ではもちろん，世間一般でも話題になってきたのが「引きこもり」である。統計的には男子のほうが圧倒的に多いが，女子にもある。女子のほうが男子に比してわかりにくいのかもしれない。男子が部屋に閉じ込もってしまうと異常な感じがするが，女子のほうはただ静かにしているというふうに見られて，問題視されないからかもしれない。また女子の引きこもりは男子ほど長引かない。時期がくるとパッと家を出ていってしまうようだ。だから男子のように目立たないし，統計に表れる数も多くない。

　共依存だからといって必ず引きこもりをするわけではないが，共依存が原因で引きこもりが起こるケースはしばしばある。親との共依存関係に気づいて，反抗を具体的に行動で表現できる場合はよいが，それが何らかの理由でできない場合は，ただ自室に閉じこもることで「反乱」を起こす。社会的には罪を犯すわけでも何でもないので，問題にはならないが，病気としてはこちらのほうが深刻である。10年，20年と続くケースも多い。

　高校生で引きこもると，登校もできないし，課題もこなせないので，自然と中退になる。そこで社会との接点が完全に切れてしまうと，教育機関としては

どうしようもない。何とか専門機関につなげられれば幸いなのだが。

ケース⑤援助職への道

　自らの共依存関係に気づき，それをステップに次の段階に進むケースがある。それが援助職と呼ばれる仕事を目指す進路である。援助職とは医療・教育・福祉の分野の仕事で，具体的には医師・看護職・教師・ソーシャルワーカー・介護職などである。

　病的な親子の共依存関係から脱出して，その経験を「武器」に自分の進路を開拓していく。これからの日本の援助職で活躍することになる貴重な人材である。

　こういう道に進むことを決めた生徒たちも，最初から自分の置かれている状況を悟っていたわけではない。それぞれの葛藤と反乱を経て，自ら主体的に援助職を選択している。この子たちにとって，援助職というのは社会的にも心理的にもピッタリくる仕事である。彼らはそういう進路を実現するために努力して進学していく。それはとても自然な流れである。

学校でのサポート

　それでは共依存の子どもたちに対して，学校は何ができるのか。また何ができないのか。このことについて最後に触れてみたい。

　一般に思春期の子どもたちは自分が特別扱いされることをとても嫌う傾向がある。まず「普通」であることが，いちばん大切なことなのだ。特に問題がなくてもそうなのであるから，共依存だからといって特別扱いなどしたら，だいたい事態は悪化してしまう。いわんや，医療機関や相談機関にかかるという話をもちかけられること自体が彼らにとってどうしようもない屈辱的行為になってしまう。「カウンセリングが受けたい」などという子は，かなり特別か，自分でもどうしようもなくなって困っている場合である。大多数の子にとって教師やカウンセラーへの相談などカッコ悪いことである。また，そういう感性をもっているほうが「健全」というか「まとも」ではないだろうか。たとえ何らかのことでちょっと困っていても，立ち話か，何となくなされる「よろず相談」でさらっとすませたいと思うのが普通の思春期の子どもの心理である。

さて、そういう思春期の子どもたちに対して学校でできることを以下にあげてみよう。
①「普通」に対応する
　緊急に介入しなければならない場合を除いて、特別扱いせずに普通に接するのが教師にとっても生徒にとっても自然ないい関係がもてる。ただし生徒のほうからこうしてほしいというニーズがあったときは、特別にそのことに対応する。保護者からの場合は一緒に検討してから対応を決める。
　このようにすると何もしていないように見えるが、実際は「普通にしている」ということをしているのである。その子との関係が普通につながっていることが重要なのだ。そして時期がきたときにちょっと介入すると、状況がガラッといいほうに変わるということがよく起こる。そのときのために、おせっかいをせずにじっと待つことが問題解決のポイントである。
　共依存というのは、親の「愛情」という名の下の支配であるから、それと同じことを教師が「教育」という名の下でしないように十分注意しなければならない。同じ病的な人間関係を学校の中でもつくらないように気をつけるのである。
②生徒の味方になる
　これはあたり前のようであるが、学校教育の現場ではなかなか難しいことである。担当の教師が立場上、学校のためや保護者のために動いて生徒を敵にしてしまうことがある。
　よくある対応は、全面的に校則や社会的規範などをぶつけて、一種の脅しで何とかしようとするものである。社会正義の問題ではないので、このような対応は必ず失敗する。生徒のほうは、そんなことはよくわかっているものだ。生徒のおかれている立場と気持ちを理解し、心理的サポートをすることが肝心である。それさえできていれば、あとは時がきたときに本人が何とかするものである。
③学校のリソース（資源）を利用する
　共依存から脱出するのに使えるもの、役立つものが、学校にはいろいろとある。学校には何百人何千人という人間を収容する施設があり、教職員と生徒という人材がたくさんいる。そこが家庭と大きく異なるところである。特に最大

で最高のリソースは仲間となる生徒である。親や教師や専門家ができないことをサラッとやってしまう不思議な力が同世代の仲間にはある。そうした解決のための武器であるリソースをどう使うかは，その学校の教育力にかかっている。そこでその学校の真価が問われるわけだ。

　学校のリソースであるダイナミックな人間関係は，自然発生的な「集団サイコセラピー」として大きく機能することがある。これは学校という教育現場に起こる「奇蹟」のようなものだ。ここでいう「奇蹟」とは，たとえいかなる状況にあっても人間は変わるものだという現象である。強い共依存のケースでも，学校の中でのさまざまな出会いや体験を通して回復していく。そしてこのような奇蹟的な回復は，その場でともに生きるすべての人にとって癒しとなるものである。

　このような学校ならではの宝を大事にすることが，これからの学校教育に必要なこととなるであろう。その中でも最高の宝が子どもたちであることを忘れないことである。

　地味ではあるが地道な日々の実践を重ねることで，「共依存」ではない「親密型」の学校がつくられていくのであろう。その必要性を，共依存という現象が私たちに暗示しているのかもしれない。

参考文献
・アン・ウィルソン・シェフ（高畠克子訳）：嗜癖する人間関係，誠信書房，1999.
・アン・ウィルソン・シェフ（斎藤学監訳）：嗜癖する社会，誠信書房，1993.
・メロディ・ビーティ（杉山久美子訳）：共依存症・いつも他人にふりまわされる人たち，講談社，1999.
・斎藤学編：依存と虐待，日本評論社，1999.
・信田さよ子：愛情という名の支配，海竜社，1998.
・安田美弥子：『愛情の病理』共依存，太陽出版，1990.
・ロビン・ノーウッド（読売新聞社訳）：愛しすぎる女たち・癒しのとき，読売新聞社，1997.
・ギデンズ（松尾精文・松川昭子訳）：親密性の変容，而立書房，1995.
・緒方明：アダルトチルドレンと共依存，誠信書房，1998.
・斎藤環：社会的ひきこもり，ＰＨＰ新書，1998.

② 児童福祉施設職員・児童関係

●……西澤　哲（日本社会事業大学）

はじめに

　本稿のテーマは、「児童福祉施設職員と共依存」である。筆者の日常の仕事の一つに、児童養護施設で生活する子どもたちとの関わりがある。これら児童養護施設の抱える問題の一つに、家庭等で親などの養育者から虐待を受けてきた子どもたちのケアの困難さがある。こうした困難さは、時として、子どもたちに対する職員（ケアワーカー）の体罰、すなわち「虐待的な人間関係の再現」を導くことがあるように思われる。そして、こうした問題の背景には、ケアワーカーと子どもたちとの関係性の問題が存在し、そこには、いわゆる「共依存的」な状況が潜在しているように考えられる。そこで本稿では、養護施設における子どもの虐待の問題を概観した後、虐待的な人間関係の再現に焦点を当てて、こうした現象を生み出す子ども側およびケアワーカー側双方の要因を分析し、こうした作業を通して、子どもとケアワーカーの共依存的な人間関係を浮き彫りにしてみたい。

子どもの虐待と児童養護施設

　親などの保護者からの身体的な暴力や性的、心理的な虐待を受けた子どもたち、あるいは、身体的、精神的に健康な発達を保障するための適切なケアを受けられなかった、いわゆるネグレクトの状態におかれた子どもたちの数は年々増加の一途をたどっている。例えば、児童相談所が取り扱う虐待事例のケース数は、この数年の間に数倍増といった状況を呈している（全国児童相談所長会，1997）。こうした数字の増加の背景には、虐待ケースの事実上の増加という現象に加えて、子どもへの虐待という問題に対する社会的な意識の高まりという要素が存在している。

　子どもの虐待に対する社会的意識の高まりは、当然のごとく、虐待を生じている家族に積極的に介入し、子どもを保護しなければならないという意識を高

めることになった。従来，家族から分離・保護される必要がある子どもであっても，親の「親権」という壁にはばまれてきたという現状に対し，厚生省は各地の児童相談所に対してより積極的な介入を求める通知を出している（厚生省児童家庭局長通知，平成9年6月児発第434号）。事実，虐待を理由に児童相談所が保護する子どもの数は，ここ数年で確実に増加している（全国児童相談所長会，1997）。そして，こうした動きが新たな問題を生じることになった。虐待を理由に保護された子どもに，身体的，精神的に健康的な成長発達を遂げることができるような環境をどう保障していくかという問題である。

　親からの虐待の重度性が高ければ高いほど，子どもを家族から分離して養育する必要性が高くなることはいうまでもない。わが国において，虐待を受けた子どもに社会的な養育を提供する受け皿として第一に選択されるのが，児童養護施設をはじめとする児童福祉施設である。東京都内の児童養護施設に入所中の子どもを対象とした筆者らの調査では，入所中の子どもたちに占める虐待を受けた子どもの割合は約56％であるとの結果が得られており（西澤ら，1996），養護施設で生活する子どもの約半数が何らかの虐待を体験してきていると考えられる。これはあくまでも平均的な数字であって，施設によっては子どもの大半が虐待を受けてきているといった状況にあるとも言われている。つまり，ある意味では，本来「養護に欠ける子ども」の養育を社会的に担うものとして位置づけられてきた児童養護施設が，虐待を受けた子どもを養育する施設へと，事実上の役割転換が行われてきているといえよう。

　児童養護施設の役割の転換が「事実上」と述べたのは，これらの施設のさまざまな機能が，虐待を受けた子どものケアを行うにはあまりにも不十分だという実態が存在するがためである。施設のハード面，子どもに関わるスタッフの職種や配置人員数，子どもの心理的な側面の理解，心のケアを含めた養育プログラムなど，虐待を受けた子どものケアにあたる児童養護施設の抱える問題点は枚挙にいとまがない。こうした問題点の多くは，決して，個々の施設，あるいはスタッフ個人の問題に帰されるものではなく，社会福祉の制度やシステムの問題であることはいうまでもない。先に述べたように，児童養護施設は「社会的養育」を提供する機関として福祉制度上は位置づけられており，その目的に見合った機能が保障されているにすぎない。ところが，虐待を受けてきた子

どもは心に深い傷を受けており、その傷が子どもの情緒、感情、認知、行動、あるいは性格の形成に大きく影響することはこれまでの調査・研究から明らかである (Kinard, 1980; Briere, 1992)。こうした子どもにとって、単なる「養育」の提供だけでは十分でないことは火を見るより明らかである。そして、現在の児童養護施設等の入所型施設は、残念ながら、虐待を受けた子どものケアという機能を十分には担えていない。

　現在の児童養護施設が虐待を受けた子どものケアという機能を十分に果たせていないことを最も端的にあらわしているのが、施設におけるケアワーカーからの体罰という問題であろう。児童養護施設における体罰等の子どもに対するスタッフの暴力に関する調査が存在しないため断言はできないが、日頃の経験から筆者は虐待を経験してきた子どもは、施設などの生活環境において体罰等の暴力を受けやすいのではないかと考えている。こうした現象の背景には、子ども側の要因とケアワーカー側の要因が絡み合った「共依存的人間関係」が存在するように思われる。

体罰を導く子ども側の要因：虐待的人間関係の再現傾向

　虐待的人間関係の再現傾向とは、虐待を受けた子どもは、自分の親との間で生じた人間関係のパターン、つまり虐待的な人間関係を、その後の重要な人間関係において反復的に再現する傾向があることを意味する。虐待を受けて施設にやってきた子どもは、施設で自分のケアにあたるケアワーカーとの間で、この虐待的な人間関係を繰り返してしまうわけである。もちろん、子どもは意識的にそうするわけではなく、無意識のうちに自分にとって養育者的な位置にあるケアワーカーに対して挑発的な態度をとり、彼らの神経を逆なでするような言葉を発するのである。その背後には、トラウマ(trauma)、つまり心の傷となった体験のもつ『再現性』という特徴 (van der Kolk, 1996) が存在するのだが、そうした理解をもたないケアワーカーの目には、子どもがまるで「故意に」大人の怒りをかうような言動を示しているかのように映ってしまう。そうした言動を向けられたケアワーカーは、「どうして自分がこんな理不尽なことを子どもに言われなければならないのか」と憤り、あるいは子どもの言葉に自尊心を傷つけられてしまう。とりわけ、子どものことを真剣に考えてケアにあたろうとす

る姿勢のあるケアワーカーほど,「自分はこれほどまでに子どものことを考えてエネルギーを費やしているのに,なぜこの子はこんな態度をとるのだろう」と考えてしまい,子どもに対する怒りをもってしまう危険性が高い。こうした憤りや怒りが蓄積されたとき,ケアワーカーは子どもに対して攻撃的な言葉を発してしまったり,場合によっては攻撃的な行動,つまり体罰を加えてしまう可能性が生じる。こうして,親などの養育者との関係において展開されてきた虐待的な人間関係のパターンが,ケアワーカーとの間で再現されてしまうことになるのだ。

こうした人間関係の再現という現象の背後に,心的外傷,つまりトラウマの再現性が存在することはすでに述べた。こうしたトラウマの再現性は,DSM-ⅣのPTSD(posttraumatic stress disorder:外傷後ストレス障害,APA,1994)においては,フラッシュバックや侵入的想起などの侵入性の症状として記載されている。しかし,トラウマの再現性はこうした認知や記憶の領域における再現にとどまるものではなく,行動や対人関係などの領域においても見られるものだとの認識が示されるようになった(van der Kolk,1996)。こうした知見を考慮に入れるなら,対人関係という領域でのトラウマの再現性が,養護施設などにおける子どもとケアワーカーとの虐待的な人間関係としてあらわれていると見ることができる。

では,トラウマの再現性のあらわれとして,子どもとケアワーカーの間に虐待的な人間関係の再現が見られるとしたら,その関係の中でケアワーカーはどのような役割をとっているのであろうか。次項ではこの点を考察する。

虐待的な人間関係におけるケアワーカーの役割

Justiceら(1990)は,トラウマティックな対人関係がクライエントと援助者との間で再現された場合に,援助者が陥りやすい役割を,①救世主(rescuer),②迫害者(persecutor),③被害者(victim)の三つに分類している。この三つの分類は,児童福祉施設におけるケアワーカーと子どもの関係にも当てはまるものだと考えられる。

救世主

　ケアワーカーが陥りやすい役割の一つが「救世主」である。救世主の役割とは，親からさまざまな暴力を受けて傷つき，その親もとから「保護」されるという「非常にかわいそうな経験」をしてきた子どもに対して，ケアワーカーが「自分が何とか助けてあげなければならない」「この子を救えるのは自分しかいない」というような気持ちになり，こうした気持ちにしたがって行動してしまう場合をいう。

　救世主の役割に陥ってしまったケアワーカーは，その子どもに関わる他の援助者に対して，否定的な認知をもってしまう傾向がある。例えば，子どもの担当である児童相談所のソーシャルワーカーが「家族に対してちゃんとしたかかわりをもってくれない」と感じたり，あるいは自分の同僚であるケアワーカーが「この子のことをぜんぜん理解していない」と感じたりする。こうしたケアワーカーは「この子はみんなから不当な扱いを受けている。この子のことをちゃんと理解できているのは私だけだ。この子のことを救えるのは自分しかいない」と考えてしまうわけである。

　こうした救済者としての役割は，当然，援助関係に大きな混乱をもたらすことになる。子どもに対して，「自分がうまくいくようにしてあげるから」と非現実的な約束をしてしまい，結果的に子どもに大きな失望感や裏切られ感を経験させることも珍しくない。また，「子どもを救えるのは自分だけ」という思いで子どもに最大限のエネルギーを注ぐのだが，子どもからの反応が芳しくない場合には，「自分がこれだけ努力しているにもかかわらず，この子はそのことをわかってくれない」と強い無力感が生じ，その子への援助を放棄してしまうこともある。いずれにせよ，ケアワーカーが救済者の役割に陥ってしまった場合，その援助関係が混乱することは必至である。

迫害者

　虐待を受けた子どもが，養護施設などにおいて体罰を受けやすいという現象が，虐待的人間関係の再現であると考えられることはすでに述べた。この再現においては，子どもを「迫害」するという親の役割を，施設のケアワーカーが

引き継ぐことになるわけである。虐待を受けてきた子どもは，自分に親密なかかわりをもとうとする他者，特に大人に対して，その人の神経を逆なでするような言動を示したり，挑発的な態度をとって，相手から怒りなどの否定的な感情を引き出してしまう傾向がある。これは，子どもがこれまでに経験してきた「虐待―被虐待」という役割関係において培われてきたものであり，子どもはこうした役割を施設のケアワーカーとの間でも繰り返し，ケアワーカーに「迫害者」という役割を与えるのである。こうして，本来ならば子どもを「守る」という立場にあるはずの児童福祉施設のケアワーカーが，残念ながら，親とまったく同じ役割を担ってしまうことになる。

　虐待を受けた子どもが，その後の重要な他者との人間関係において，「迫害」を受け続けることは珍しくない。施設のケアワーカーから体罰を繰り返し受けたり，あるいは，学校で教師から拒否的な態度を受け続けるといった具合である。こうした虐待的な人間関係の繰り返しが，子どもの性格や人格に大きな歪みをもたらすことは想像に難くない（西澤，1999）。

被 害 者

　ケアワーカーが陥りやすいもう一つの役割が「被害者」である。親などの養育者から虐待を受け，施設にやってきた子どもたちの中には，非常に大きな「怒り」を抱えている子が少なくない。日頃の子どもたちとのかかわりにおいては，本来であれば基本的な信頼感が占めるはずの場所に怒りが存在するようになる，といった印象を受け，その怒りの根源性とでもいったものを感じさせられることが少なくない。

　筆者ら（未発表）は，養護施設に入所中の子どもたちを対象に質問紙を用いてトラウマ反応を評価し，コントロール群との比較を行った。その調査では，養護施設に入所中の子どもは，怒りの反応について，コントロール群の子どもたちよりも有意に高いことが明らかとなった。また，本調査では養護施設に入所している子どもたちの約半数が虐待を受けてきていたが，虐待を受けていた子どもは，そうでない子どもに比べて，怒りの尺度について有意に高い得点を示していたのである。この結果を考慮に入れるなら，子どもたちは，施設に入所したこと，つまり「親から捨てられたこと」（多くの子どもは，親にいかなる理由があ

れ，施設に入所させられたことを親からの「捨てられ」と認識している）に対する怒りをもっており，その入所の理由が「虐待」である場合には，虐待を受けたことに対する怒りがさらに付け加わっていると考えられるかもしれない。いずれにせよ，親から虐待され施設で生活している子どもたちの多くは，非常に大きな怒りを抱えていると考えられる。

こうした子どもたちの怒りが，容易にケアワーカーに向けられることは想像に難くない。親に対する怒りや大人全般，あるいは社会に対する怒りが，ケアワーカーに向けられるわけである。ケアワーカーにとってこうした子どもの怒りは，ある意味では「いわれなきもの」であり，そうした関係の中で，ケアワーカーは「被害者」の役割を担わされてしまうことになる。

虐待的な人間関係の再現を生じるケアワーカー側の要因

前項では，虐待的な人間関係が再現される際にケアワーカーが担う役割についてみてきた。では，こうした役割にケアワーカーを導く何らかの要因が存在するのだろうか。

筆者は，養護施設などにおける子どものケアに関するこれまでの経験から，ケアワーカーの自己価値感あるいは自己評価の低さや，その結果として生じるコントロール欲求が，体罰，あるいは虐待的な人間関係の再現を生じる誘因となっているのではないかと考えている。

先述のJusticeら（1990）は，虐待傾向を呈する親たちの心理的な特徴を論じるなかで，「誤った信念」（erroneous belief）の存在を指摘している。この誤った信念とは，例えば「子どもが泣いたり，いたずらをしたり，自分の思いどおりに動いてくれないことは，子どもが自分のことを愛していないこと，自分が悪い親であることを意味する」「私が何を必要としているのか，何をして欲しいのかを，自分の子どもならわかって当然だ」といったものであり，こうした信念が子どもに対する暴力の誘因となっていると彼らは指摘している。こうした誤った信念は，児童福祉施設のケアワーカーにも見られるものではないだろうか。「子どもが自分の言うことを聞かなかったり，自分の思いどおりに動いてくれないのは，子どもが自分のことを重要視していないからで，自分がケアワーカーとして価値がないからだ」といった「信念」が，子どもに体罰を加えやすいケ

アワーカーの言動に見え隠れすることがある。

　こうした誤った信念は，おそらく，その人の自己価値感や自己評価の低さ，あるいはその反映としてのコントロール欲求の高さに根差しているのだろう。自分に価値を感じることが困難なケアワーカーは，子どもが自分の思いどおりに動いてくれるという目に見える現象によって，自分のケアワーカーとしての価値や有能性を確認しようとするのだろう。したがって，子どもがそのように動かないときには，自分のケアワーカーとしての有能感が危機に瀕することになる。そうした体験は，自己評価の低いケアワーカーにとっては非常に大きな脅威であり，そのために「力づく」にでも子どもを思いどおりに動かそう，つまり子どもの一挙手一投足をコントロールしようとしてしまうわけである。そして，こうしたコントロール欲求に駆られた行為が，子どもへの体罰を結果することになるのだ。

■ おわりに

　以上，児童養護施設で生活する虐待を受けた子どもの虐待的な人間関係の再現性を中心に，この現象に関係していると考えられる子どもの要因とケアワーカーの要因との整理を試みてきた。そこには，共依存的な人間関係が存在している可能性が示唆されているように思われる。虐待を受けた子どもたちのよりよいケアを目指すならば，こういった観点に基づく理解が望まれよう。

　最後に指摘しておかねばならないのは，こうした虐待的な人間関係の再現といった現象を生じるのは，何も共依存的な人間関係といった子どもおよびケアワーカーの個人的な要因だけのためでは決してないということである。こういった現象の背景には，虐待を受けた子どもをケアする機関として，児童養護施設をはじめとする児童福祉施設がハード面でも人員配置の面でも非常に不十分な手当てしか受けていないという現状が存在する。子どもに対して非常に「冷たい」現在の福祉制度こそ，まずは問題にされる必要があるだろう。

参考文献

- Briere, J.：Child Abuse Trauma, Theory and Treatment of the Lasting Effects, Sage, 1992.
- Kinard, E.M.：Mental Health Needs of Abused Children, Child Welfare, 59：8, 451-462, 1980.
- Justice, R., Justice, B.：Crisis Intervention with Abusing Families, Shot-term Cognitive Coercive Group Therapy Using Goal Attainment Scaling. In Robert, A. R.（Ed.）：Crisis Intervention Handbook, Assessment, Treatment and Research. Wadsworth, 1990.
- 西澤哲・原田和幸・高橋利一：養護施設における子どもの入所以前の経験と施設での生活状況に関する調査，東京の養護，東京都社会福祉協議会，1996.
- van der Kolk, B.A.：The Complexity of Adaptation to Trauma, Self-regulations, Stimulus discrimination and Characterological Development. In van der Kolk, B.A., McFarlane, A.C. & Weiseath, L.（Eds.）：Traumatic Stress, The Effects of Overwhelming Experience on Mind Body and Society. Guilford Press, 1996.
- 全国児童相談所長会：全国児童相談所における家庭内虐待調査，全児相，通巻62号別冊，1997.

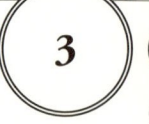

第2章●対人援助関係における共依存

3 ワーカー・クライエント関係

●……**岡崎直人**（国立療養所久里浜病院）

共依存との出会い

共依存という言葉に私が初めて出会ったのは1987年，アメリカに留学をしている折である。東京にある病院のアルコール病棟でソーシャルワーカーとして9年間ほど働いた後，アメリカに行き，大学院で物質乱用のコースを学んでいるときのことだ。

無論，英語のco-dependencyという形で知ったのだが，この言葉は物質乱用のクラスで取り上げられ，解説されていた。大学キャンパス内では図書館でも書店でもその題名のついた本が並べられていた。それだけでなく，町の大きなショッピングモールの中にある普通の本屋で，平積みにされて売られている何種類かの本の題名にもこの言葉が踊っていた。実習に行ったアルコール・薬物依存症治療施設の家族グループで，ひげもじゃのサイコロジストが身ぶり豊かにco-dependencyについて解説し，家族とディスカッションをしていた場面もよく憶えている。「嗜癖する社会」などの著書で名高いシェフの講演を聞きに行ったこともあった。

この言葉の意味を深く知っていくにつれて，さまざまなことを考えた。まず，アメリカの嗜癖問題の領域から出た言葉であるにもかかわらず，それまで私が働いていた日本のアルコール依存症者の家族状況を適切にとらえた概念であるということである。

「必要とされることを必要とする人」

「相手からの影響を受けやすいにもかかわらず，相手をコントロールしようとする人」

「お世話をすることによって自己評価を保つ人」

といったような定義はアルコール依存症者との関係に巻き込まれて脱することができなくなってしまった家族の状況を適切に言いあらわすのにぴったりの言葉であった。

その当時の日本では，アルコール依存症の家族についての研究として，ジャクソンの7段階説が紹介されていた。それは，アルコール依存症を夫にもつ妻のヒステリックな点などの一見性格上の問題に見えることも依存症者との長年の生活によるストレスによってひき起こされたものであるという説で，ストレス説と呼ばれていた。また，アラノン家族グループも活動を始めており，家族は断酒の単なる協力者ではなく，家族も巻き込まれ，混乱した状態から回復しなくてはならないということが言われ始めていた。

しかし，このco-dependency＝「共依存」を深く知っていくにつれて，この概念が単にアルコール依存症者の家族に当てはまるだけでなく，アルコール問題などの嗜癖問題にかかわる専門家，特に私自身の職種であるソーシャルワーカーとクライエントの関係にも及んでいるということが次第に明らかになってきたのである。確かに家族とソーシャルワーカーの間には，アルコール依存症者との関係性から見て，近似性あるいは同質性があることを感じてはいた。しかし，それを的確に示す概念は存在せず，共依存の出現によって初めて同じ次元において考えることができるようになったわけである。

嗜癖問題をもったクライエントと共依存

今回，与えられたテーマは，ワーカー側を軸としたワーカー・クライエント関係における共依存についてである。一般的に，例えばアメリカの出版物などでは，共依存であるクライエントをどう処遇するかをテーマとして論じるものが多いのであるが，ここでは前述のように共依存がアルコール家族のみならず，援助する側であるワーカーにも生じてしまう「厄介な代物」という観点からまず考えていきたいと思う。

共依存はさまざまなクライエントとの関係において生じるものであるが，特に嗜癖問題をもったクライエントに関わるときに生じやすいので，ここではその典型としてアルコール問題をもったクライエントの場合を考察してみたい。

アルコール問題をもったクライエントとワーカーが出会うときに，ワーカーの働く場はさまざまである。福祉事務所，保健所などの相談援助機関や医療機関，またはさまざまな施設などがあげられるだろう。

アルコール問題をもったクライエントは，特に飲酒している時期には，さま

ざまな問題を次々と起こす。連続飲酒状態による衰弱での救急車による緊急の入院，内科病院での離脱症状によるせん妄状態，酩酊時の言動による家庭内や近隣とのトラブル，無銭飲食や家賃の不払い，生活費や入院費などの経済的問題などなど数えていったらきりがない。

　こうした問題に対して，ソーシャルワーカーは具体的な援助を行う職種として，第一線に立っている。例えば病院のワーカーであれば，健康保険もなく福祉事務所への連絡も十分してこないクライエントの経済的問題を解決するために福祉事務所の生活保護の申請を行うことがある。福祉事務所のワーカーであれば，入退院を繰り返したり，トラブルを起こしたために地元の病院ではなかなか受け入れてもらえないクライエントが入院治療のできる病院を探しまわる。これはある意味では当然の援助なのであるが，この援助は時として過剰な援助となり，基本的にはクライエントが行い，責任をとるべきことまで余計に手を出してしまうことになる。福祉事務所に電話をして相談することや，治療を受けていた病院に受診や連絡をして入院治療を頼むことは，ワーカーがすべてやらずに，クライエントに任せることができるかもしれない。

イネイブリングと共依存

　ここで少しわき道にそれるが，こうしたクライエントのとるべき責任をワーカーが肩代わりしてしまい，クライエントがひき起こしてしまった問題に自ら直面しなくてすむようにしてしまう周囲の行動をイネイブリング（enabling）と呼び，そうした行動をする人をイネイブラー（enabler）と呼ぶ。アルコール依存症者の家族が酒屋のつけを代わりに支払ったり，飲酒のために朝出勤できない夫の会社に「風邪で休みます」といったようなうその欠勤理由を電話することなどが典型的なイネイブリングの例である。

　このイネイブリングと共依存の関係はどうなるのだろう。共依存関係にある人は必ずイネイブリングの行動をしてしまうのである。共依存の人はアルコール依存症者が窮地に立つことを黙って見過ごすことができずに，救い出し，後始末をする行動に出ざるを得ない存在になってしまっているといってもよいであろう。

　しかし，その逆に，イネイブリングをする人が必ずしも先に定義したような

共依存であるわけではない。例えば，クライエントの飲酒のたびに肝障害で入院を受け入れ，アルコール依存症そのものの治療をしない医師は，イネイブリングをしていることになるが，クライエントの状態によって気持ちが左右され，動揺するような影響を受けることは少ないので共依存であるとは言えない。

　イネイブリングは，クライエントが問題に直面しないように何とかしてしまう行動に焦点がある。それに対して共依存は，イネイブリングが生きがいのようになってしまったイネイブリングをしてしまう人の存在のあり方や関係のもち方に焦点がある。言い替えれば，イネイブリングは「する」ことに焦点があり，共依存では共依存に「なる」，共依存で「ある」ことに焦点があるといえる。

　ソーシャルワーカーはこのイネイブリングの行動もよくしてしまうのであるが，基本的に生活問題の解決を使命としている職種という性格からさらにクライエントとの関係を深め，共依存になってしまうことが少なくない。

　アメリカなどでは，ソーシャルワーカーをはじめとした対人援助職種には共依存になっている人が多く，かなりの割合の人が機能不全家族で育ったアダルト・チルドレンであるといったことがよく論じられている。ここではこの問題を深く考えることはしないが，少なくとも援助，それも生活問題の解決という役割を負わされて働くソーシャルワーカーは，その生い立ちや生活歴はたとえさまざまであれ，職業上，クライエントの持ち込んでくる問題を解決することによって，周囲から評価されがちであるので（本当のソーシャルワークの仕事はそうではないのだが），それが自己評価とつながってくるのは当然の帰結であるとも言えよう。

　クライエントがアルコール問題をもった人であれば，その人が飲酒して問題を起こせば落ち込んでしまい，何とか飲ませないようにしようと夢中になり，飲まないでいればうれしくて自己評価が上がるといったように，クライエントの状態によって一喜一憂し揺れ動くという経験をしたソーシャルワーカーは私を含めてかなりいるはずである。この一喜一憂が，そのクライエントだけに一生懸命になり仕事の上でバランスを失った状態になってしまっていたり，あるいは仕事が終わって私生活に戻ってもそのクライエントのことが絶えず頭から離れないようになり，不安でリラックスできない状態になってしまったならば，ワーカーの側が共依存になっていると言えるだろう。

パターナリズムと共依存

　ここで，共依存と近いもう一つの概念であるパターナリズムと比べて考えて
みたいと思う。パターナリズム（paternalism）は「父権主義」とも訳され，父親
のような権威と愛情をもって，クライエントや患者を保護し，処遇することを
いう。多くの場合，対象者を支配・コントロールする管理の一方法であるとし
て批判的に使われる。精神科の領域では，地域での生活ができるような精神障
害者を，社会で生きることは大変困難だからといって閉鎖病棟で手厚く治療す
るといったような状況が当てはまるだろう。

　共依存とパターナリズムはどのような関係になるのだろうか？　アルコール
依存症のような嗜癖問題をもっている人々に対して，特にその活発な活動期（ア
ルコール依存症者が飲酒しているような時期）には，パターナリズム的なかかわりで包
含することは難しいといえる。飲酒しているアルコール依存症者が問題に直面
しないように守ることは先ほど述べたイネイブリングと同じことになり，問題
は依存症の進行と共に肥大化し，その問題を処理するために追い回される状態
となり，パターナリズムの意味する尊大な管理に落ち着くことにはならない。
嗜癖問題をもつ人たちには安定した管理の網を食い破っていくパワーがあり，
焦りと動揺を感じた治療者はさらにそれをコントロールしようと躍起になる
が，この状況は共依存に当てはまる。

　アルコール依存症の人たちを閉鎖病棟に入院させて飲まないようにしても，
彼らは抜け出して飲んだり，持ちこんで飲んだり，あげくは消毒用のアルコー
ル綿から絞り取ったアルコールを飲んだりする。ある病院では外来で水薬の抗
酒剤であるシアナマイドをもらっていく患者さんがそれを家族に渡す前に水に
取り替えてしまわないようにと印鑑を押した封印つきの薬袋に入れて渡してい
たことがあったが，それでも患者さんは巧妙に封印を解いて水に入れ替えてい
た。またいくらこのようなことに工夫をしても，飲酒したい人は何としても飲
酒してしまうので結局は意味のない徒労に終わるものである。こうしたことを
プロの治療者・援助者が行っても，アルコール依存症者の家庭内で起きている
ような隠れ飲みとそれを取り締まることの際限ないイタチごっこが繰り返され
るだけである。この場合でもパターナリズムという安定した長期的な管理をク

ライエントのためという名目で続けることはできない。

　まれにはパターナリズム的な管理が「うまくいく」場合がある。有名な宇都宮病院事件のときに明らかになったように、アルコール依存症で入院していた患者さんが病院の職員の補助業務を行って特権的な地位にいたことがあった。あるときに私のところに相談に訪れた父親は、アルコール問題のあった息子を家から外出させずに、その代わりに息子の要求するタバコや雑誌などを買ってくることで、3年近く飲酒をさせないということに「成功」していた。しかし、その状態に疑問をもち相談に訪れたのである。こうした例は珍しい例といえよう。アルコール依存症のような嗜癖問題をもつクライエントに対しては、「私がいなければこの人はダメになる」という心理は同じであるにしても、パターナリズムの安定した管理より、コントロールの欲求とそれを破られては動揺し、自分の存在意義を賭けたさらに抜き差しならない関係を続ける共依存的かかわりが起こるのである。

共依存の玉突き現象

　共依存は玉突き現象といって、次々に周囲の人を巻き込んで広がっていく場合がある。典型的な例としては、ワーカーのところに相談に来たアルコール依存症者の家族と、「アルコール依存症者の飲酒をどうやってやめさせようか、どうやって治療につなげたらよいだろうか」ということをソーシャルワーカーが話し合ううちに、ソーシャルワーカー自身が家族の共依存を強化するだけでなく、共依存になってしまうような場合である。家族もワーカーも注意をアルコール依存症者に奪われて、「ああしたらよいか、こうしたらよいか」という相手を変えようとすることばかりに一所懸命になり、自分自身に目が向かなくなっている状態である。家族と相談を受けたワーカーともどもが共依存になってしまうわけである。

　さらに、共依存について知り始めたワーカーが、クライエントとしての依存症者の家族の共依存が目についてしまい、それをやめさせようとかかわりすぎてしまうような場合もある。例えば、家族からワーカーに毎日のいちいちの行動を電話で報告してもらい、共依存的な行動を行わないようにワーカーが指示し、家族自身が考えなくてもすむようにしてしまうことも皮肉な共依存の玉突

き現象であり，気をつけなくてはならないことだろう。

ワーカー・クライエント関係の終結と共依存

ワーカー・クライエント関係を活かしたかかわりを続けていくなかで，クライエントが回復・成長し，やがてはワーカーの助力なしで自立していくことがソーシャル・ケースワークの目的であることはいうまでもない。相談が終了し，クライエントが自立してワーカーから離れていくときに，ワーカーは達成感や充実感を感じるが，時には何かしら寂しさも味わうことがある。

ワーカーがクライエントとの援助関係を終了し，ワーカーの役割を降りたときに大きな喪失感があったり，自己評価が低くなり「自分は必要とされなくなった」という感情に満たされた場合には，ワーカー自身の共依存の問題をもう一度よく考えてみるべきである。特に，クライエントの側からの中断があるときは，こうした感情は強まるので，そのクライエントに対するソーシャルワークの技術的な検討と同時に，ワーカー自身の共依存について対処しておくことが必要である。共依存が強まると，ワーカーが「必要とされなくなってしまう」ことを恐れて，無意識にクライエントの自立を妨げ，ワーカーにさらに依存させるような「ケースワーク」をしてしまうかもしれない。

一般に閉じられた関係では共依存が生じやすいといわれている。気になるようなワーカー・クライエント関係については，ケース検討やスーパービジョンを受ける機会をもつことをおすすめしたい。

共依存と燃えつき

病院やクリニックのような医療機関であれ，福祉事務所や保健所のような相談機関であれ，そして入所や通所の施設であればなおさら，生活問題という形で，よろず相談的にさまざまな問題がソーシャルワーカーのもとにもちこまれてくる。

その解決をソーシャルワーカーという専門職の視点と行動によって，できれば速やかに解決していくことが所属機関から要求される。社会資源も充実していないような地域で，そして，相談する同僚や同職種の少ないなかで，ソーシャルワーカーは孤軍奮闘しなくてはならない場合が多くある。特に，先に述べた

ようなアルコール問題を始めとした嗜癖問題をもっているクライエントに対して，ワーカーが責任をもたされると共依存が起こりやすくなる。

まずクライエントの側からのいろいろな要求が時にはかなり強圧的な形であり，それにどうこたえていくかということがワーカーに問われることがある。さらに，クライエントの嗜癖行動をうまくコントロールしないと事態が悪化し，最悪の場合は死んでしまうのではないかというような不安がワーカーに強まることがある。

こうしたときに際限のない「援助」を行っていき，疲れ果てて，燃え尽きてしまう状況にまで到る危険性がある。そうなると，ソーシャルワークや福祉関係の仕事から全く離れてしまう残念な結果になることがある。また，ソーシャルワーカーのベテランといわれる年齢になっている人でも「アル中だけは一切関わりたくない」「嗜癖問題はまっぴらだ」という方たちがいるので，よく聞いてみると「以前は一生懸命かかわったが，やりがいがない」「助けても無駄」という答えであった。

その方たちが，皆，共依存であるという訳ではないが，共依存は，対人援助の仕事での「燃えつき症候群（バーンアウト）」の原因となることを知り，燃え尽きないための予防措置をしておくことがソーシャルワーカーという仕事には必要である。

共依存と無関係の関係

このように，ソーシャルワーカーと共依存について述べていくと，共依存は悪いものであり，避けなければならないものであるということになる。そのため共依存に陥らないようにという警告として，クライエントに「巻き込まれるな」，クライエントを「突き放せ」ということがずいぶん言われてきた。その反面，現在このことが杓子定規に理解され，共依存をひき起こすようなアルコール依存症者たちにはとにかく巻き込まれないように距離をとることばかり強調されてしまい，援助関係としてのワーカー・クライエント関係に必要な適度な距離もとれなくなってしまっているのではないかという反省の声も聞こえてくる。巻き込まれを恐れて，無関係の関係になってしまうわけである。

確かに，特に若いソーシャルワーカーにとって，人生経験が「豊か」で，要

第2章●対人援助関係における共依存

求が多い中年男性のアルコール依存症者はやりにくく，恐れの気持ちが生じて
くる人たちであろう。そのときに共依存にならないようにというアドバイスと
して，「巻き込まれるな」「突き放せ」が出てくると，クライエントと十分に向
き合わない，出会わないままで仕事をしていくことになってしまう。

共依存にならないために共依存を経験する

　共依存はある意味では，はしかのようなものだ。誰でも，特に仕事を始めた
最初のころに，あるいは新しいクライエントごとにその最初の段階でのかかわ
りでは何らかの共依存的なエピソードがしばしば起こっても不思議ではない。
クライエントに巻き込まれて初めてどのような距離とかかわりがふさわしいの
かがわかる。クライエントをコントロールしようとして初めて，それが無理で
無駄なことであり，ワーカーの限界を超えたことであることを悟り，クライエ
ントの中にある回復の力と可能性を信じることができるようになる。クライエ
ントに囚われた状態を経験することで，仕事以外の生活や人間関係のバランス
がソーシャルワーカーの仕事を続けていく上で大切であることがわかる。共依
存を防ぐために重要なことは，共依存の状態を一度経験して，そこから回復す
ることであるのであるから。こうした意味で，共依存の関係を「擬似的な援助
関係」と呼ぶことがある。そして，この擬似的な関係を克服することで真の援
助関係を築くことができるようになるのである。

116

4 治療者・患者関係

●……関　紳一（埼玉県立精神保健総合センター）

はじめに

　医療における人間関係については，現在話題となっているインフォームド・コンセントやカルテ開示の問題を含めて，患者との間にどのような関係をつくっていくかが極めて重要になってきている。もちろんこれは精神科の領域においても例外ではない。

　筆者は，精神科の中でも特に依存症治療の領域に身を置くものとして，そこにあらわれる共依存の問題について考えてみたい。もともとこの領域から発展していった概念だからである。

　アルコール・薬物依存症患者への対応において，ただ解毒・離脱だけの治療で終わってしまうのならば，それはただ飲める身体にしてあげるためのイネイブラーにすぎないとよく言われる。動機づけのための作業を行うことなしに身体だけを治療していると，どんなベテランでも悪循環に陥ってしまうというのだ。もちろん見かけはそうであっても，段階を踏みながら治療関係をつくろうとしている場合もある。

　また，依存症者の中にある自立への志向性をできるだけ摘まないようにするというのは正論である。母親から巣立っていこうとする子どもに対してはむやみに手を出さず，場合によっては厳しく突き放すことも必要とされる。このような原則論は間違ってはいないものの，多様な依存症者に対しては，決してオールマイティな原則ではない。

一般医療/精神科医療における二者関係について

　医療に従事している者は，どうしてこのような職業選択をしたのかという基本的な自問を多く抱えている。他者に対しての援助に生きがいや喜びを感じる習性はどこか共依存症者に似ているし，「しようがないやつだ」と心の中で思いながらも，何年も付き合い続けている関係などはまさに病的な共依存にもみえ

る。治療者・患者の二者関係に埋没してしまい，よくなろうと悪くなろうとそこに生きがいを感じてしまうことさえあるからだ。そうして「自分がいるからこそ，この人は生きていられるのだ」と自らを慰めたりする。

　アメリカの報告によれば，ナースを中心とする援助専門職には「共依存」者が多いという（Erickson, A.M.によれば，対象者の75%を占めたと報告[*1]）。ただし，一方で，アメリカでは国民のほとんどが共依存であるという報告もなされており，一概に援助専門職に偏っているともいえない。この事実は，共依存をどう定義するかによりとらえられる対象が違っていることを示している。

　また，医療は，治療を求めてくる者の受け入れを原則として断ることができないとされている。もちろんそこに違法行為があった場合は論外であるが，パーソナリティ障害をもつ依存症者の場合にはやっかいなことがある。例えば，ペンタゾシン依存者のように，激しい痛みを訴えて夜間に救急来院してくる場合に何もせずに手をこまねいているわけにはいかない。しかも詳しい検査はできない時間帯なので（ペンタゾシン依存者にとってはそれが逆に付けめである），その痛みを止めるためにペンタゾシンを打つことを強いられる状況になりやすい。ところが，そのような行為を漫然と繰り返せば，医療者の責任は避けられないし，さらに，この衝動的行動を防止するためにはこれらの医療情報をネットワークで共有することが必須とされる。ペンタゾシン依存者は多くの病院をショッピングして回るからである。

　また，入院となったアルコール/薬物依存症者をみていると，まるであたりまえのように睡眠剤や鎮痛剤を求めてくる。医療スタッフにそうしてもらうのは当然と疑わず，まさに自分の妻と同様な関係に持ち込もうとするのである。しかも，その要望がうまく聞き入れてもらえないと感情を爆発させ，事態を悪化させて要求を勝ちとろうとするのだ。対応する医療スタッフの方にしてもできるだけ早く患者の苦痛を軽減させるようにという教育をなされているから逡巡してしまう。それに不眠とか痛みという症状はかなり主観的な表現なので，その程度を客観的におし測るのは難しい。

　このようなやりとりの中で治療関係に特有のひずみを生みやすい病態とし

---

*1　Erickson, A.M., Co-dependence and nursing.　AD Nurse, SEP/OCT, 20-21, 1988.

て，依存者の離脱状態やパーソナリティ障害がある。頭ではわかっているのに気がついたときにはいいように振り回されてしまっていることもしばしばある。だんだんとベテランになるにつれて，このような患者のもつ匂いには敏感に反応し距離をとることになる。何度か手痛いめに遭っているので防衛反応が働くのだろう。しかし，こういうことは経験をしっかり積むことが大切なので，パーソナリティ障害をもつ人らとの緊迫した交流は初心の時期には大切なムダではないだろうか。

　いみじくもダルクの経験によれば，病院を退院してやってきた依存者と刑期を終えて出所してきた乱用者では，その入寮態度に大きな違いがあるという。まさに，前者は何でもやってもらえるとする受動的態度が基本的であり，何かというと薬に頼る傾向が強いという。逆に，医療にかからず服役を繰り返してきた事例では，多くの場合は自らのことをスタッフに頼らず行う習慣がついているが，一方で彼らはいかんともしがたい後遺症が残存したままであり，社会に出てから問題行動を繰り返している場合も少なからず存在する。

　ここで，精神科の治療の枠組みについて少しふれる。通常の医療とは異なっている点があるからだ。その最たるものは，いろいろ問題は含んでいるにしても精神科治療においては，医療保護・措置入院等の強制的入院形態の選択や，隔離・身体拘束等の行動制限等の対応が法に基づいて行えるという点ではないだろうか。

　依存症を対象に専門治療を行っているところでは，依存者に動機づけをもたせるような対応やら，自立に向かわせるような対応が大切とされる。アルコール医療の草分けである国立久里浜病院で行われた実践はそのような思想を明確にしてくれたものである。

　しかし，一方で待っているだけでは生涯そのような動機づけをもちえないような依存者が存在することも明らかになってきている（特に年齢的に始まりの早い依存者）。このような事例に対して，枠組みをしっかりつけるための強制的対応や司法機関との連携の必要性についてはもっと検討されるべきものと思われる。もちろん，このことはアルコール/薬物に基づく精神病の状態であれば議論の余地は少ないであろうが，離脱期にある焦燥感の強い状態，重症の依存状態，また，知的障害やパーソナリティ障害を二重にもつ依存症者等の場合など

第2章●対人援助関係における共依存

の是非はそう簡単ではない。しかも，この点の見極めを間違うと，治療関係が混乱したあげく，さらなる依存と憎悪の関係に入ってしまうことになりやすい。

■臨床における共依存/イネイブリングとサポートの違い

　厳密にいえば，共依存がどう定義されるのかというのは大きな問題である。狭義の共依存は依存症の家族に限定されて発展したものであるが，機能不全の家族にみられるものまで拡張されて今日に至っている。人と人との間にある関係性を示す概念とみれば，個人を評価することを目的とする診断という枠組みではとらえづらくなっている。ここでは，共依存とは，頼られる必要のある人と頼る必要のある人との相互依存・支配─被支配関係のことであるとする。[*2]医療場面の治療者・患者においては，その関係自体が定義を地で行っているのであるから，思わぬ落とし穴にはまってしまうのである。依存者の家族教育の中でよく使われるイネイブリングという言葉であらわしている事態が最も治療関係で再現されやすいと思われるので考えてみたい。

　イネイブリングという用語は依存者を援助する側の，特に家族の行動様式を示すものとしてよく使われる。それは病気を支えていくようなかかわり（乱用し続けることを可能にする）というような意味で用いられるので，依存者への援助者側の手の差し延べ方が問題にされるのである。

　では，筆者がここでサポートという用語をイネイブリングと対比してどのような意味に使っているかといえば，依存症という病理をもっている個人を支えるということである。なぜ，このような区別をつけて言葉を用いるかといえば，援助側の行う行動様式が同じものであっても，関係する対象の質やら回復段階によってはその援助行為がサポートにもなれば，イネイブリングにもなるということをいいたいからである。

　対象の質に関して判断のためのものさしを一つあげれば，"自我の強さ"というものがある。あいまいさを含んだ言葉といえようが，自我の未成熟度や精神障害の重症度により自我は脆弱性を増すことになるので，決して固定的なものではない。例えば，自我の脆弱な者に対して直面化を多用し，それを受け入れ

---

*2　斎藤学：イネイブリングと共依存，精神科治療学，10；963-968，1995.

られない者は突き放すという依存症者に対してよく行われる対応は戒めなければならないであろう。初心者の場合，イネイブリングはしないという堅い決心のもとに対応することが多いので，依存症者を本当の意味で潰してしまうことになりかねない。また，そういうときには治療者側の逆転移[*3]が影響していることも多いので気をつけたいところである。まずは関係をつくることにエネルギーを費やし，援助をするなかで依存者の自我の状態を正確にアセスメントすることが求められるべきだと思う。自立というのは長い過程を経ていくものなのだから。

さて，このような用語の使い分けは机上のレベルでは容易であるが，実務の場面ではなかなか難しい側面をもっている。同じ患者のなかでもその時々によってかかわり方の検討が必要だからである。大切なのは，治療者が自らの行動の特徴に気づいていることと，かかわっている患者の生き様への理解が届いているかどうかということであろう。自らの共依存的特徴をどうやって修正していけばよいのかという問題は，スタッフらからのアドバイスをよく聞いたり，医療スタッフ自身が自助グループ（以下，ＳＨＧと略す）へとオープンな参加をすることでそのヒントを得ることも多い。とにかく経験の蓄積は必須である。

そのような観点から次の症例を紹介する。

共依存を考える・その1

Ａ男（仮名）は，アルコール依存症を父にもつ，やはり自らもアルコール依存症の50代の男性である。このＡ男は，福祉の担当者に伴われたかたちで救急病院から転院してきた。感情のコントロールが悪く，自分の思い通りにいかないことがあるとすぐにかんしゃくを起こし，「退院する」と言い，1度目の入院時には1か月も経たないうちに退院となった。

しかし，すぐに破綻し，一般科に救急受診を繰り返したあげく他院で解毒入院を経た後に再びやってきたのである。入院当初は神妙にしていたものの，すぐに以前と同様の反応をするようになった。違うのは「退院する」と口では言うもののそのまま行動に移さなくなったことである。しかし，入院中に再飲酒

[*3] この用語は精神分析学の中で使われる用語であるが，広く拡張して考えれば，共依存という関係を個体の側からみようとする考え方を示していて興味深い。

を何度か繰り返した。

スタッフの中でも退院させる必要があるのではないかという議論も出て、退院をめぐるやりとりも何度かあったが、強くこちらから指示することはせず入院は継続された。結局入院期間は半年を超えるものとなった。A男の身体面（循環器系および肝臓）と情動面の回復を待っていたことがその主要な理由であるが、失敗をしながらもＳＨＧへの参加は続けてもらった。

退院後はデイケアを使いながら単身生活をすることとなった。生活のリズム作りにはあえて抱えこみ型のデイケアの利用を選んだが、このケースの適応水準として生活能力の目標をひとまずそのあたりが限界と踏んだためである。もちろん、デイケアなり作業所に適応していくなかでその先を見いだせなくなってしまう一群の依存症者たちの存在がいることも知っているが、このような適応がギリギリの人たちもいるのだという認識によっている。今後は、このような依存症者たちのリハビリを考える上での障害の構造をもう少し明確にしていくことが望まれると思う。依存症という疾病の部分の理解は多少進んできたものの、その疾病が残す障害の構造はほとんど見えていないからである。

＊　　　　　　＊　　　　　　＊

この症例にかかわる問題点として、治療側のかかわり方は非常に共依存的であるともみえるが、筆者の認識では、A男にはまず回復に対して前向きに進めるための土台が欠けていると思われたため、そのための準備とタイミングを図っていた結果と考えている。

共依存を考える・その２

市販の睡眠薬の乱用を繰り返していた40代半ばの会社員B太郎（仮名）。

B太郎が専門病棟にあらわれたのは、隠れて乱用していた睡眠薬の錠剤が妻に見つかるようになり、さらに職場や家庭で急にけいれん発作を起こして倒れたことや、家庭のなかで急に包丁を持ちだし興奮するという問題行動が起きたためだった。

このB太郎の入院治療はその後数回にわたって行われた。ＳＨＧにもせっせと通っていたが、いつまでたっても仲間を信頼することができないでいた。「あいつらとは違う、あいつらは俺の金が目当てだ」と治療者にもらしたりした。

そのうちに薬物の影響のために次第に言語面での構語障害と，小脳障害由来と考えられる歩行障害が増悪していった。それでも治療者は障害を受け入れてそれに甘えないようにと強く行動を指示したが，コミュニケーションがとりづらくなり，またＳＨＧ等への自律的な参加も滞るようになっていった。最後の入院の頃には歩行が困難となっていたにもかかわらず，それでも睡眠薬の乱用が続いた。妻が買ってきていたのである。
　解毒を行った後は，筆談によりＢ太郎の幼少時期からの経過を聴取した。それによれば，Ｂ太郎は母親からの虐待を受けて育っていたという。金のことで口汚くののしられ，川の中に逆さ吊りにあったりもしたという。そして母親は性的にだらしない人でもあった。Ｂ太郎が最後まで金銭にこだわり続け，自分の来歴について話そうとしなかったのは，この母親に対する憎悪や恨みが非常に強かったからだったと思われる。母親はすでにこの頃にはボケていた。
　結局，Ｂ太郎は自殺というかたちで人生を終えた。その数日前に入院希望をもってやってきたＢ太郎に対してベッドが空いていないという理由で待機を伝えたが，Ｂ太郎が抱えていた不安と絶望への見立てが軽かったためか，治療者の中にも絶望感が起きていて無理をしてでも入院させることに逡巡したためだった。そして，当時の治療者にはＢ太郎を長期に処遇する施設の見当がつかず途方に暮れていたのである。

＊　　　　　＊　　　　　＊

　この症例も，治療者が抱えこみを迷ったために判断の遅れがあり，自殺という結末になったように思われる。その時点でのＢ太郎にはサポートの必要性があったにもかかわらず，イネイブリングではないかと逡巡してしまう治療者の気持ちの中に絶望感があったのではないかと思うのである。

▍集団療法もしくは家族教育

　これまで述べてきたような二者関係にまつわる落とし穴に対して，集団療法は依存者の人間関係の修正に巧妙に作用するものと考えられる。
　日常的に集団力動を用いて運営されてきている専門病棟に，新人スタッフがやって来てしばらくするといずれも似通った疑問にぶつかるようである。「なぜ，このように面倒なことを行っているのだろうか？」また「私たちはここで

どんな役割をもって動けばいいのだろうか？」などと。患者との二者関係の中で世話してあげるという行為を一方的に止められてしまうような感触さえあるようなのだ。

続いて，入退院を繰り返す患者に対しての失望感や，アルコール薬物の影響下にある患者の行動に対する嫌悪感，スタッフの間に内攻する相互の不満など，専門治療を行う場においては日常的に認められる感情が湧いてくるようになる。そして「どうしたらいいかわからない」とつぶやく機会が多くなる。こんなスタッフの感情に呼応するように患者側のそれも重なり合って相互に動きはじめると，まさにそんなときに共依存関係は生まれてくるのであろう。

集団療法の場ではいろいろな力動が働く。治療的雰囲気が高いときには確かにそれに引きずられるようにして回復への行動を始める者が多いし，混乱している状況では治療の方向性すらも混迷しがちである。どうみてもパーソナリティ障害がベースにあると踏んでいた依存症者が集団の力に引っぱられるようにして回復の道を歩んでいくのをみると，それが長続きしないものであっても可能性を感じさせる影響であると思われる。

さて，私たちが依存症治療の柱として行う家族教育においても集団療法が用いられることが多いのであるが，その際に強調する事柄がある。例えば，以下のような内容であるが，その一つひとつの文章の中で本人・家族の部分として説明するところをそれぞれ「患者」「スタッフ」と置き換えて読んでみるとおもしろい。

①薬物に関しては一切関知せず本人（患者）に一任して，探す・捨てる・取り上げる・説教することを中止する。②家族（スタッフ側）の期待を一方的に押しつけず，おさえる。③本人（患者）を子ども扱いしてはいけない。できるだけ家族（病棟）全体の意志の統一を図るようにかかわり，家族個人（個々のスタッフ）がひとりで孤立感をかかえてしまうことは避ける。④本人（患者）に対する監視的・干渉的ふるまいを止め，不始末の尻ぬぐいを避けること。⑤薬物を使ったかどうかに一喜一憂することなく，問題解決は一歩ずつ行う。⑥言ったことは実行し，できないことは言わない。⑦本人（患者）に対して，親（スタッフ）は自らの感情（心配している，ハラハラしているなど）を伝えられること。⑧親（スタッフ）自身にもSHGが必要。

どうだろう？　①，③，④，⑤，⑧などは，スタッフ自身にとってもなかなか実行できにくい部分ではないだろうか。アルコールや違法薬物のチェックにはかなりエネルギーを使うし，それらの物質を見つければ動揺し，監視的・干渉的対応になってしまうことは十分予想される。また，スタッフ自身にとってのＳＨＧとは何なのかというテーマもあるだろう。

　もちろん，病棟全体をドラッグフリーにしておくことは治療環境として必須であるからという十分に納得できる理由があるのだが，それだけに中で働くスタッフは知らず知らずのうちに巻き込まれ，混乱した家族をまねてしまいやすいものである。治療関係という大義名分（ある種の支配―被支配関係）の中に身を置いているだけに，その危うさに気づくことが大切である。

最後に

　治療する側にいる者にとって，共依存の問題は介入の対象であると同時に，自らをも巻き込む治療関係の課題である。それは治療関係における，頼られる必要のある人と頼る必要のある人との相互依存・支配―被支配関係というあり様に由来している。それだけに，ある場面では治療者としての立場をワンダウンする必要があるだろうし，別の場面では確固とした父性で保護することも要求される。そして，医療の枠の中で解決しようという全能感，ないしは解決できないとする絶望感を捨てることである。

5 弁護士・依頼者関係

●……**森野嘉郎**（池袋市民法律事務所）

はじめに

　弁護士の職務は多岐にわたるが，少年事件や家事事件などを取り扱う際に，カウンセリングマインドの必要性が強調されることは多い。これまで，弁護士を，税理士，弁理士，司法書士といった法律関係職種の中に位置づけて議論されることは多かったが，弁護士という職種を対人援助職一般の中に位置づけて検討を加えたことはあまりなかったのではないかと思われる。

　したがって，本稿で取り上げる弁護士と依頼者の間の共依存の問題についての議論も正面から論じられたことはなかったようである。

　さて，筆者がこのことを論じる前提として，まず，これまでの日本の弁護士の一般的なあり方と法律あるいは法律家が予定する人間像についても問題点を指摘することとする。

弁護士のあり方について

　日本の弁護士のよって立つ理念あるいは弁護士のモデルに関するこれまでの議論では，国家権力から独立し，それへの対抗を強調する在野精神モデル，依頼者から独立した立場で専門職務を行うことを本質とするプロフェッション・モデル，依頼者の求めに応じて法的サービスを提供することに尽きるとする法的サービス・モデルが挙げられているが，いずれのモデルも必ずしも弁護士と依頼者との関係性に着目しているわけではなかったようである。反権力の立場から徹底した在野精神をもつ弁護士が，依頼者との間ではある種の権威的な人間関係しかもてないこともあったであろう。また，プロフェッション論や法的サービス論を体現する弁護士にしても，同様の問題はあり，依頼者からの独立性や法的専門性という言葉のもとに依頼者との間に対等な関係がもてない危険性はないわけではない。

　ただ，このような関係は，弁護士だけに責任があるともいえないことである。

依頼者自身に，専門家のサポートを得ながら自分自身が主体的に問題を解決するという姿勢が乏しい場合，依頼者自身が，弁護士のアドバイスを自分で十分吟味することなく，その権威にすがってしまう場合もありうるのである。このような権威に無批判に従う依頼者と，権威を無意識的に利用する弁護士のあり方も，ある種の共依存と呼べるのではないかと考えるが，筆者がこれから述べるのは，弁護士と依頼者が一応対等な関係にある場合に生じうる共依存の関係である。ただ，現在の日本の弁護士のあり方を前提とすると，先に述べたような形の共依存の関係もまだまだ多いのではないかと思われる。

　現在，各界で司法を改革すべきであるとの声が高まりつつある。この司法改革の流れは，単に司法制度の見直しにとどまらず，最終的には，国民と司法のかかわりにまで及ぶ問題であるが，サービスを提供する側の法律家の視点ではなく，利用者としての国民の視点を重視する必要があることでは一致した議論がなされている。これを，弁護士と依頼者という観点からみると，弁護士の専門性，依頼者からの独立性のみを強調するのではなく，依頼者の意思を尊重すること，依頼者に対し説明義務を尽くすこと等が重視されることになろう。

　したがって，これからの弁護士は，かつてのようにある種の権威を背景として依頼者との関係をもつのではなく，法的専門性を備えながら，あくまで依頼者の主体性を尊重しつつ，依頼者を法的な面で援助する役割が期待されていると思われる。最近では，すでに述べた弁護士モデルに加えて，法的専門性を強調せず，依頼者の自律性と主体性を尊重し，依頼者自身が周囲との関係性に配慮しながら紛争を処理していく過程に弁護士が援助を与えるという「関係志向型」弁護士モデルも説かれている。

　このように，弁護士が依頼者と対等の立場に立った上で，依頼者に法的な援助をするという役割を果たすことは本来望ましいことであるが，そのような関係が，共依存という病理的な関係になってしまうことは他の対人援助職と同様にありうることなのである。

法律が予定する人間像

　そもそも，法律が予定している人間像は，自由な意思決定ができる抽象化された人間である。民事法の分野においては，私的自治の原則という標語に示さ

れるように，契約の当事者として，自由な決断により当事者間でルールを作り，互いにそれに拘束されるというイメージがもたれている。また，刑事法の分野においては，自分の自由な意思で犯罪を実行した以上，そのような悪い意思決定をしたことについて，非難を与えて責任を問うのが刑罰の本質だというような考えが主流なのである。そして，こういった自由な意思決定を行うことができない人間については，禁治産の制度を設けて保護したり，心神喪失の状態にある者には刑事責任を問わないといった例外を設け，他方，これらの例外にあたらない者については，すべて自由な意思決定ができるものとして扱うのである。

　このように民事法の分野でも刑事法の分野でも，自由な意思をもった個人を前提とする考え方のもとでは，個人がひき起こすさまざまな法的な問題は，即，個人の意思決定の問題に還元して考えられてきたといえる。

　しかし，例えばいろいろな依存症を背景としてひき起こされた法的な問題については，こういった抽象的な人間像を前提としていては解決することが困難な問題が多い。

　繰り返し繰り返し借金を重ねて返済が不可能になる多重債務者の中には，買い物依存やギャンブル依存が背景となっている者も多いが，これらの者に，返済できないのは個人の意思が薄弱なのだから意思を強くもつように，とすすめても問題の解決につながらないことは多い。逮捕されても刑務所に行っても何度も覚せい剤を使い続ける薬物依存症者も同様である。これらの者については，それぞれが間違った行動をとってしまったこと，間違った行動に向けて自分の意思を決定してしまったことを非難するだけでは意味がなく，それぞれが陥った依存症への対応をどうするかということがまさに問題となるのである。

　本稿では，これらの者に対する対処のすべてを詳しく述べることはできないが，少なくとも法律実務の世界で，さまざまな法律的な問題を起こす人間を抽象的な権利義務の主体としてとらえるだけでなく，具体的な人間としてとらえていく必要性はこれからますます増大するであろう。そして，このような具体的な人間を前提として，それらの者が抱える法的問題に弁護士としてどうかかわれるかを考えていくことこそが，弁護士が依頼者との間で共依存の関係に陥ることを未然に防止することにつながるのである。

債務整理事件における問題点

　弁護士と依頼者とが共依存の関係になる場合について，債務整理の事件を例にとって説明することとする。

　債務整理事件というのは，簡単にいうと依頼者の負担している借金を解消することである。その方法としては，裁判所に対する破産の申立て，あるいは債権者と交渉して債務の一部ないし全部を支払う任意整理などがある。債務整理自体は企業から一個人の事件までいろいろあるが（企業の場合は倒産整理ということが多い），対人援助職としての弁護士に着目する関係で，ここでは個人の依頼者，それも自分で事業等をしているわけではない依頼者に話を絞ることとする。

　現在，サラ金やクレジット会社に多額の債務を負担している多重債務者の債務整理の事件の数は膨大なものである。弁護士会はクレジット・サラ金の債務整理事件の相談窓口を開設し，専門の相談施設も設けているが，それでも増大する需要に応じかねる状態である。このような多重債務者の事件には依存症や共依存のことを考えるうえで，極めて興味深い論点が多いので，若干長くなるが詳しく触れてみよう。

　実際の多重債務者には，家族や本人の病気，勤務先の倒産といったはっきりした理由がないままに借金を重ねる人もいる。現在の日本では，定職があれば担保や保証人がなくとも10万円程度のお金をサラ金から借りるのは容易なことである。そして，数回きちんと返済を続ければ，借入枠は20万，30万，50万円と広がっていく。借入額と比べて毎月の返済額は1万か2万円であり，いかにも自分の収入から十分返していくことが可能であるように思われる。このように普通の市民が容易にお金が借りられるという状況の下では，自分の収入ではなく，他からの借入金で自分の生活をやりくりしていくような人間が出てくることは必然である。多重債務者の問題を，このようにあまりにも容易に借金ができてしまう現在の社会状況が問題なのであり，それを法的観点から「貸し手責任」という概念でとらえる議論もあるが，借り手の心理的側面に着目すると，特に理由もなく借金を重ねる人は，容易に借金ができるという制度自体に依存しているということになろう。

　このような状況に置かれた20代の若者が，家族に連れられて弁護士のもとを

訪れることがある。このような場合，若者はほとんど話さず，父親あるいは母親が本人に代わっていろいろ説明し，債務整理を依頼することが多い。弁護士の費用も家族もちで，破産は本人の将来にとって問題があるので，家族が資金を提供するので，債権者との間で返済条件を交渉してほしいという話がなされる。まとまった資金があり，弁護士も努力した結果，比較的短い期間でうまく整理が済み，家族も喜んで，感謝されて一件落着となる。ところが，１年くらいして，また，家族が青い顔をして訪ねてきて，同じ若者が再び借金を作ったが，今回は前の２～３倍の額であるといった話をされる。せっかく親が資金を出して整理をしたのに，本人は一体何を考えているんだと家族は怒るが，肝腎の本人は弁護士への相談の場にも来ていない。こういった例に遭遇する弁護士はかなりの数でいると思われる。

　このような事例は，若者本人に自分の債務整理に主体的に取り組ませることをせず，家族の資金提供のみで解決してしまったことから起こってしまったと思われる。若者は借金の解消についても家族に依存しているのである。このような例をみると，弁護士としての適切な法律処理が問題の根本的な解決につながらず，かえって本人が家族へ依存することに加担してしまう場合もあるということがわかる。

　結局，重要なのは，目先の借金をなくすことだけではなく，その後，本人が借金に依存しない生活が確立できるかどうかである。そのためには，本人に自分の債務整理に主体的にかかわってもらうことが必要であり，打ち合わせに本人自身を来させることはもとより，弁護士費用も含めて，できるだけ本人自身に債務整理資金の提供をさせるといった配慮が必要となるのである。

　上記のような問題とは別にクレジット・サラ金の多重債務者の事件には弁護士と依頼者の共依存が問題となる局面も存在する。

　そもそもこれらの多重債務者は，弁護士のもとに相談にくるまでは，サラ金等から朝昼晩，自宅や職場を問わず，電話であるいは直接督促がなされている。激しい督促を免れるためにさらに他の業者から借入れをして返済する者がほとんどであり，他の業者から借入れができない場合，ノイローゼで自殺を考える者もいるくらいである。

　現在，クレジット・サラ金業者は，弁護士が本人の代理人となった旨の通知

書を送ると，弁護士を交渉の窓口として本人への直接の請求を停止することがほとんどである。

　これは，依頼者が日常生活の平穏を取り戻すためには非常に意味のあることである。弁護士は，このようにして，依頼者が債権者からの督促におびえることなく日常生活を過ごせる状態を確保したうえで，依頼者に対し，債権者への返済資金・破産申立の費用・弁護士費用等，債務整理に必要な費用を少しずつ確保するよう求めることになる。

　このように業者からの督促がなくなることは，債務整理の出発点にすぎないが，依頼者の中には，業者からの督促がなくなったことであたかも自分の問題が解決してしまったかのように誤解してしまう者もいないわけではない。

　このような者は，毎月弁護士に送金することになっている各種費用の送金を怠ったり，弁護士との打ち合わせを無断で欠席したり，ひどいときには，再度，他から借金をしてしまうことすらある。

　このような状態が続けば，弁護士は，業者からの，いつ返済案の提示があるのか，いつ破産の申立てをするのかといった問い合わせにも答えられず，いったん業者と合意した返済案に基づく返済もできないこととなる。

　通常，弁護士は，依頼者と連絡をとろうとしても依頼者が正当な理由なく応答しないときには，法律事務の処理ができないことを理由に依頼された事件の代理人を辞任する。弁護士が辞任すると業者はあらためて本人に直接請求をすることとなり，弁護士が依頼を受ける前と同様の状況が出現する。この段階であわてて再度弁護士のもとに相談に来る者もいるが，普通の弁護士は，いったん信頼関係が破壊されてしまった以上，相談には乗れないという対応をとることになると思われる。

　このような状況が見えているだけに，依頼者のために努力しようとする弁護士は，依頼者となかなか連絡がとれなくとも，すぐに辞任することはしないが，他方，業者からの問い合わせに十分応えられないこととなり，非常に苦しい立場に置かれることとなる。

　弁護士はこのような場合，依頼者のためを思ってそのように行動した結果，苦しい立場に置かれているのであるが，弁護士が本人の代理人となっている以上，債務整理事件の処理が全く進んでいなくとも，債権者から本人に対し直接

第2章●対人援助関係における共依存

の請求がないので，このような本人は多額の債務を何らかの方法で整理しなければならないという自分の本来抱えている課題に直面しないでもやっていけるのである。このような関係は，まさに弁護士と依頼者との共依存の関係といえるであろう。

いったんこのような関係になってしまってからでは，弁護士と依頼者との関係を正常なものに修復することはなかなか困難である。弁護士としては，依頼者が業者から直接督促されることを防ぎつつ，依頼者自身に自分の債務整理に主体的に取り組ませることが必要である。これらの事件に習熟している弁護士は，依頼者に毎月費用を直接弁護士の事務所に持参させるとか，家計簿をつけさせるなどさまざまな工夫をしているようである。

このような配慮にもかかわらず，いったん共依存の関係となってしまった場合はどうするか。これについて，筆者の担当した事件をもとに考えてみることとする。

ある若者が破産の申立をすることとなった。地方に住む両親も心配して，何度となく筆者に連絡をしてきていたが，破産の費用も弁護士の報酬も本人に用意させることとして，毎月2万円ずつを積み立てさせていた。数度の打ち合わせの結果，破産の申立に必要な書類はほぼ整い，後は若干の問題を残すだけとなった段階で，本人が打ち合わせに無断で欠席するようになり，そのうちに全く連絡がとれなくなってしまった。本人が，その頃就職した職場の仕事で出張の多いことが原因であったが，仕事の休みの日にも連絡がとれないため，父親も心配して上京し，本人と面談するなどしたが，本人はまわりの心配には感情的に反発するばかりであった。筆者も数カ月にわたり，何とか本人を呼び出すなどして話をしたが，本人は新しい職場に必要な機材を自費で購入するために各種の費用を支出する余裕がないというばかりで，破産の準備中であることなど忘れてしまったような対応であった。そのうちに，本人は打ち合わせの予定を入れても無断で来なかったり，筆者からの連絡に全く応答しなくなってしまったので，やむなく辞任することとした。本人がおかしな状況となってから，業者から破産の申立はいつかという問い合わせが頻繁になされたが，もう少しで申立をするという回答をしつつ，相当長期間にわたり本人を説得したにもかかわらず，結局破産の申立には至らなかったため，債権者に辞任した旨の

通知を送るときにも後味の悪い思いをした。後で冷静に考えてみると，辞任の通知を発送するまでの間，実務上は非常識と思われても仕方のない期間が経過していたことも事実である。ある程度の合理的な期間内で本人の説得ができなかった以上，すぐに辞任すべきであって，その後も本人の翻意を期待して客観的には無理な説得活動を続けたことは共依存といえる状態だったのではないかと考えられる。

　ところが，その後，1年ほど経って，本人からていねいな手紙が送られてきた。その手紙には，別の職場に就職したこと，再出発をするためには，自分の抱えている負債を整理する必要があることが明らかなので再度破産の申立をしたいこと，ついてはもう一度筆者に代理人になってもらいたいこと，とにかく会って話がしたいこと等が書いてあった。そこで本人と面談して，直接話を聞くと，筆者が辞任した頃の自分はどこかおかしかった，そのときに勤めていた職場は必要な機材を社員が自費で購入させられたり，労働条件等も当初の約束とは異なるなどおかしな点がたくさんあったが，当時はそれでも一所懸命働くことが必要だと思い無理して勤めていた，その後冷静になって考えてみると，ずっと勤められる職場でもないと思い辞めることにした，今の職場は，給与は少ないが，職場の人間関係は良好で，ようやく仕事をしながら落ち着いて考えることができるようになった，そうするとやはり自分の抱えている債務を整理することが必要であり，そのためにはちゃんと破産の申立をしなければということをまた考えるようになった，といった話であった。本人の顔つきも雰囲気も，辞任をする直前とはうって変わってしっかりしており，自分の問題を主体的に解決したいという考えに見てとれたので，もう一度破産の申立の代理人を引き受けることとした。その後，本人は，打ち合わせにも欠席せず，破産の費用も着実に貯えるようになり，無事破産の申立に至ったのである。

　筆者としては，この事件は，いったん辞任という形で本人との関係を断ち切り，その後本人の様子を見て再度依頼を受けたことがよかったのではないかと思っている。また，全く同じ経過をたどったかどうかは何ともいえないが，辞任自体もう少し早めにすべきであったとも思っている。法律家は依頼者との信頼関係というものを重視するために，いったん辞任した事件はよほどのことがなければ再度引き受けることはしないであろうが，他方，すでに述べたように

そのことを意識しすぎて，いつまでも辞任しないまま中途半端な関係を続けていくこともあり，それが共依存の関係にまでなってしまうことも多いであろう。

弁護士の場合は，事件の相手方が存在することから，辞任と再受任を繰り返すことは，弁護士の信用の面からみて問題が生じうるが，当面の信頼関係ではなく，長期的な視点に立って依頼者の経済的更生を重視するならば，事件の再受任についても，信頼関係を厳格に考えていたずらに拒絶するのではなく，その時点の依頼者の状況を詳細に観察した上で柔軟に対応する必要があるのではないだろうか。

■ まとめ

債務整理の事件以外にも，弁護士と依頼者の共依存が問題となりうる場合は他にも存在する。

弁護士が，自分の依頼者と対等な関係に立つことがなかったり，それらの依頼者の心理的・情緒的面に着目せずに，あたかも物を取り扱うような関係しかとり結ばない場合には，望ましい関係は得られないが，他方ではそもそも共依存の関係も起こり得ないと考えられる。

弁護士が，いろいろな面で配慮が必要な依頼者に対し，よかれと思って献身的に対応する場合に，依頼者と共依存の関係になる危険性が存在するのである。

もちろん，最初に述べたこれからの弁護士のあり方に照らせば，弁護士がいろいろな問題を抱えた依頼者に対し，権威的な立場ではなく，依頼者と対等な立場で援助をすることは必要なことであり，いろいろな面で配慮が必要な依頼者に対しては，保護的な対処をする必要があることは否定できない。

しかし，問題は，保護的な対処の是非ではなく，その対処の方法である。前述した例で見られるように，弁護士が依頼者のためを思うあまり，依頼者自身が本来すべきことを設定せず，依頼者が抱えているまだ解決していない問題を解決していくためには依頼者自身の主体的な取り組みが求められているのだということを忘れさせてしまい，弁護士が依頼者の問題を丸抱えしてしまうようなことがあるとすれば，それは弁護士を一方的な保護者，依頼者を被保護者の地位におくことになるだろう。そして，そのような関係が固定化し，それが問題の本来の解決の妨げになってしまうとすれば，それはまさに弁護士と依頼者

との間に共依存の関係ができてしまったということになるのではないだろうか。このような関係になってしまった場合は，通常，弁護士の辞任という破局的な形で弁護士と依頼者との関係は終わらざるを得なくなるだろう。しかし，そこで弁護士が，「あの依頼者は甘えすぎだ」とか「せっかく自分が献身的に対応したのに依頼者はそれに応えてくれなかった」という感想をもつとしたらそれは一方的な見方であろう。このように共依存の関係になってしまったことについては，依頼者側の責任だけでなく，そのような関係しか結べなかった弁護士にも一定の責任はあるのである。その意味では，依頼者と対等な関係を目指す弁護士にとっては，共依存の問題を始めとして対人援助職がクライアントとの関係で陥りがちな問題についてもそれなりの知識と配慮が必要とされよう。

　弁護士が依頼されたのは，具体的な法律事務の処理であるにせよ，終局的には，これらの人々が再度同種の問題を起こさないようにする，あるいは，同種の問題に遭遇しそうになったときには自分自身で適切な対応ができるようになってもらう必要があるのである。結局，このようなことが依頼者が自立するということの中身であろう。その意味では，弁護士が，具体的な事件を通して，依頼者になすべき対処は，一方的にサービスを与えたり，外界の厳しい現実から守り抜くという意味の対処ではなく，本人の自立を援助する性格のものである必要がある。依頼を受けた当初は当事者はいろいろな意味で危機的な状況にあるであろうし，その時点での保護的な対処は必要であるにしても，その後は，本人に自立を促すための慎重な配慮に基づく取り組みが必要なのである。

第2章●対人援助関係における共依存

6 保健婦・来談者関係

●……**徳永雅子**（世田谷保健所）

■ アル中の妻が病気？

　昭和50年代の終わり頃，アルコール依存症の地域ケアが始まって，妻たちが保健所の酒害相談ミーティングにも参加するようになった。それまで依存症の家族とあまりお付き合いのなかった援助者（保健婦）は，そのエネルギッシュでパワフルな態度や行動に驚いたものだ。妻たちは訴える。「夫が酒を飲んで仕事をしない」「酔っ払って玄関で失禁してしまう」「夕べ殴られた」「子どもに暴言を吐く」「入院させてほしい」など一気にまくしたて，「保健所で入院させてくれないならもういいです」と，プイと帰ってしまうさまはいったいなんだろうと思ったものだ。どうして仕事もしない，働かない夫と一緒にいるの？　殴られたり，怒られたりしながらどうして離れないのかしら？　相談に来ても，話し始めると止まらない，まるでレコードが回転するようにクルクルと回って，誰のことなのかよくわからない，なんだか話を聞くのも疲れるな，このパワーに負けてしまうなという感じがしたものだった。

　とにかく，この頃はまだ共依存という概念はなく，依存症本人はアルコール依存症という病気というのはわかっていたのだが，その妻にはなんかおかしい変な感じを抱いていた。さすがに斎藤学先生はその頃でも，「あなたが病気だ。アル中に中毒している病気だ」と，"アル中の妻病"というレッテルを貼っていた。自分が病気だと言われてもピンとくる人は少なくて，「私は病気なんかじゃありません」と怒って帰る人もいた。援助者もそんな妻や娘に説明する言葉もなく，「仕方ない，また来るまで待つしかない」とあきらめた。しかし，たまには相談につながった妻もいて，依存症の夫と離れられない世話焼き人生をいろいろ語るのだが，その話が山あり谷ありでダイナミズムにあふれており，どうしてこういう生き方なのだろうかと大いに興味をそそられたものだった。

　そのおもしろさが，援助者の共依存を振り返る今日まで続いているのだが，一般的に考えると，なぜそんなに依存症に関心が続くのか不思議かもしれない。

136

保健婦であれば，高齢者や行政が求める領域に自分の興味の対象を見つけることもできるが，筆者はなぜか行政の流れに沿うことはできなかった。むしろある意味では反発さえしてきた。アディクション（依存症）にはまった筆者も共依存かもしれないが，共依存そのものの概念は，誰にでも共通することであり，生き方や人間関係の基礎を作るものである。

こう考えると，従来の結核や高齢者などに対するパターン化された保健指導やマニュアル的対応がつまらなく思え，もっと深く人間を理解したいと，この世界から離れられないのである。しかし，共依存におもしろさを感じている保健婦はほんの少数であろう。このごろは特にそうなのかもしれない。世の中は高齢者一筋の行政であり，予算であり，施策であるから，気の利いた保健婦は共依存やアディクションには興味を示さないのである。

共依存を否認する援助者

アルコール依存症の地域ケアが十数年経過した今でも，精神保健医療・福祉関係の分野や行政のなかでは，アルコール関連問題はいまだに特殊であると思われており，理解されてきたとは思われない。特に保健衛生・福祉行政の関係者は，アルコール関連の新しい概念を取り入れることには，臆病であり遅れている。行政では今もって"酒害"という言葉にこだわって使い続けている。予算計上も「酒害相談」でなければいけない。酒害という言葉でアダルト・チルドレンや共依存を説明するのは無理なのにである。どうして行政はアルコールにこだわり，酒害にこだわるのか。振り返ってみると，行政関係者・保健婦・援助者には，自分のアディクション問題を否認したいという心理が根底にあるように思われる。「自分たちはなんら問題なく，対人関係や家族の問題など縁のない世界だ。依存症者は酒を飲み過ぎるからで，『酒の害』としてけりをつけたい」。これは長年，アディクション問題にかかわってきた関係者のつぶやきで，ひがみかもしれないが，そう思わざるをえない状況を幾度となく経験してきた。

筆者は十数年間，保健所におけるアルコール地域ケア体制を維持するために，ずいぶん内部で戦ってきたという思いをしている。これまで幾度となく予算を削られたり，相談そのものも潰されかかったことがある。行政の扱いは，精神

分裂病への援助とはずいぶん内容的に違うのである。これまで日の目を見ない分野であったが，最近は社会的ニーズもあって，もう簡単に潰れることはないだろう。今では市民たちが気づき始めている。"酒害"というのは単なる表面上の問題で，その根っこには家族や対人関係の問題があるという概念を自分の生き方に取り入れつつある。アディクションや共依存を一つの病としてとらえ，自分自身の人間関係のおかしさを点検するのである。気づき始めた市民は，自分を変えようと努力し，カウンセリングやミーティングなどを探し参加する。

　自分のおかしさに気づかない援助者はどうなるだろう。人とのかかわり方は変わらない。相談してくるクライアントに対しても援助関係のとり方が変わらない。従来型の保健指導は上意下達方式である程度のことはできてきたし，患者の理解力や受け入れもそう悪くない。保健婦が世話をする，指導する，管理する，これらのことがあたり前のこととして受け入れられるのである。そうはいかないのが共依存であり，アディクションなのだ。

　保健婦の多くは依存症者にかかわることは嫌いであろう。あるいは，彼らとはかかわりきれないと思っているかもしれない。そう思わざるをえない状況になっている。それは保健所だけでなく，医療も福祉も，以前のような仕組みを作るエネルギーがなくなり，地域ケアそのものが衰退してきている。平成9年の地域保健法制定によって，行政の流れは高齢者対策へと一気に加速するようになった。そのためなのかわからないが，酒害相談そのものを維持する力が全体的に落ちているようだ。地域のネットワークを新たに構成することや，関係者の対人関係の能力，信頼関係も損なわれつつあるように思われるのだが，いずれも非常に危惧されることだ。予算も人員も削減の対象になっている。それに比べると，相変わらず精神分裂病施策は予算も充実し，保健婦たちもデイケアに熱心にかかわっているようだが，どうしてそうなのか不思議でならない。

■看護職と分裂病対応

　平成9年，地域保健法が施行されて保健所が1カ所に集中化された。筆者のいる東京都世田谷区では地域行政として5カ所の総合支所の中に保健福祉センターが位置づけられ，プライマリーな分野の保健福祉機能は分散された。精神保健も，18年前から始まったデイケアは，5カ所のセンターで週2〜3回実施

している。そのための人員として，専任保健婦1人，グループワーカー1人，精神科医1人などが予算措置され配置されている。実際には，事業を運営するための人員はこれ以上かけているのである。デイケアに来所する人数は，どこも10名前後で何年間も同じメンバーが来続けていることもある。これまで社会復帰率や再発率の調査や見直しは行われたことはなく，十数年間同じようなプログラムが繰り返されているのだ。

　それ以外に，精神科リハビリテーションのための地域の小規模作業所も，区内には22カ所ある。目的もそれぞれでさまざまだが，デイケア的な居場所のような作業所から，就労前の作業を主目的としたものまである。小規模作業所は，東京都と特別区から数千万円の補助金が支給され運営しているので，今日のような経済不況にはなんら関係なく，指導員とメンバーの依存関係は続いている。このように，精神分裂病に対する行政の手厚いサービスとリハビリテーション事業の内容は非常に充実している。そしてはたから見ていると，これにかける保健婦の情熱は十数年変わることなく続いており，せっせと分裂病患者の面倒をみている。需要と供給の内容が，時代の流れによって変わってきていることに注目する人はなく，見直されることもなく続いているのはなぜだろうか。

　看護者は，「分裂病の患者は可愛い」「私がいなくてはあの患者はだめだ」「手助けが必要」などと，まるで自分の子どものように柔順な患者を扱っている。この柔順さが保健婦をはじめとする看護者の共依存体質をくすぐるのかもしれない。もともと看護を選ぶ人は，看護ケアや保健指導を通して人の役に立ちたいという，熱い世話焼き願望と高いプライドがある。また，アルコール医療関係者から指摘されているように，"AC（アダルト・チルドレン）"としての側面をもつ者も多い。分裂病対応においては，患者の世話をする，指導する，管理するということが普通に求められるため，それは心地よいかかわりになる。看護者と患者の援助関係においても，看護者が自分の振り返りをしたり，家族のこと，自分の感情を率直に吐露するような相互的なかかわりは少ない。ほとんどないと言ってもいいだろう。患者が看護者の家族，生活のことなどを問いかけてきても，曖昧に返事したり，話題を変えたりすることがよくある。実際筆者もそういう対処をしてきた。それでも患者と相談関係が切れることはない。看護者が，主導権をもってコミュニケーションをコントロールすることができるので

ある。患者の方は，看護者から見捨てられることが不安なので，何があっても
しがみついてくる。そういう状況は，援助者側にとって操作的にかかわること
ができる。看護者と患者の関係は横ではなく，"縦"になっていると思われる。

　精神分裂病は，精神疾患の中では最も多数を占める。どこにでもある一般的
な疾患で，精神保健の分野で働く看護職にとっては，基礎的で誰もがかかわら
なければならない。病院では，精神科の王道をいく分裂病病棟にまず配属する
のが常である。看護職は分裂病対応を経験してから，アルコール病棟へと転勤
命令が下る。長い年月，分裂病対応に慣れていると，アルコール病棟に異動し
てから依存症への対応に戸惑うようである。それまではおとなしく，看護者の
言うことを聞く"いい患者"に接してきた。看護者と患者との関係も依存的で，
そこでコントロールの妙を会得してしまうと，面倒見がいのある対象として援
助者も尽くすようになる。

　ところが，依存症者に出会うと，今度は対応を一変しなければならない。離
脱の期間を脱すると酒が切れ，しらふになると普通の大人である。しかし，そ
の普通が，特別の普通なのだ。飲酒時としらふになったときとは人格も異なり，
二面性を見せる。気弱でおとなしいかと思えば，突然攻撃的になったり，看護
者の曖昧な対応があると，その隙を突いてくる。アルコール依存症者に対応す
る場合は，今までのように患者を子ども扱いしていては，反対に拒否され巻き
込まれるだけである。アルコール対応と分裂病対応とは異なるということを理
解していなければ，アルコール依存症者との距離のとり方に苦痛を感じるよう
になる。

　もともと看護者自身に，人よりも世話焼き願望が強いということを自覚して
いなければ，患者関係に巻き込まれていくのである。分裂病対応で身につけた
患者をコントロールする欲求と近づき過ぎる距離感のなさは，境界性人格障害，
家庭内暴力，摂食障害，児童虐待などでも危険性を孕み，ケアの質そのものを
変えてしまうほど危ないことになりかねない。

　例えば，ある保健婦は，「家庭内暴力」で長い間保健所などでかかわっていた
ケースに，家庭訪問したり，個別の面接を続けたりしていた。保健婦は患者の
ために相談に乗るということを一生懸命やっていたにすぎないのだが，彼女の
共依存的対応が患者の誤解を招き，好意を抱くようになり，つけ回すという結

果になってしまった。個人の力で、家庭内暴力のケースをコントロールしようと考えた保健婦のアセスメントにも問題あるが、正しいアディクション対応を理解していれば、ケースよりも親をクライアントに仕立てることを考えたであろう。分裂病対応では、本人が相談対象として登場することはあたり前のことながら、共依存が根底にある病理性の高いケースは、対象さえも単純に判断してはいけないということである。看護者の超一流の世話焼きは、かえって害になるのである。

児童虐待と共依存

　虐待と共依存はどんな関係があるのか疑問に思われるかもしれないが、共依存の概念は虐待介入に通じる何かがあることを感じている。子どもへの虐待とは、養育者の子どもの心身に対する不当な扱いをいうわけだが、これらにかかわる援助関係においてその共依存的対応が、子どもの保護や親へのかかわりを邪魔することをいくつか経験している。共依存的対応とはどういうことかというと、援助者としての高いプライド、そして援助に対する強い自信、それが結果的にはケースを抱え込むことになっている。経験ある援助者であれば、誰もが自信やプライドはもっているかもしれない。でもそれは、児童虐待の正しい知識と対応技術の獲得、そして理解があってこそである。

　あるケースは、父親の暴力から逃げてきた母子である。シェルターの一つである母子生活支援施設で、母と子は生活するようになった。相談時の訴えでは、父親の虐待が主訴であったのが、施設に入ってしまうと、今度は母親が子どもに暴力を加えたり虐待が始まった。そのことを心配する周りの関係者は、ネットワーク・ミーティングを開いてなんとか母子を切り離すように助言するのだが、施設の職員が「もう少し自分たちでがんばりたい」と手放さないのである。「がんばりたい」ということ自体が、アディクション対応から推察すればパワー幻想を抱いていることになろう。がんばるのはよくないことだと、アディクション関係者であれば知っている。アディクション介入は、自分たちが無力を認めることから新たに始まるわけである。しかし、アディクションを理解していない指導員には言葉が通じないため、関係者も躊躇して一歩も二歩も引いてしまうことになる。

施設内は，外部の風も入りにくく，守られた環境と空間になっている。そこで生活している虐待母子とは，依存的な関係ができ上がってしまうのは無理のないことかもしれない。自分たちは24時間，生活のすべてにかかわっているという自負，児童福祉の専門家であるというプライド，たとえ施設内であっても"家族"を守りたいという幻想が，他機関からの介入を遮断することもありうるわけである。入所当時幼児であったのが，小学生になって母親から虐待を受けていても，担当する指導員が納得しないと簡単には保護できない。

母子生活支援施設は，父親から離れ，母子で生活を立て直す社会資源としてはとても有効な機関の一つであるが，その活用については慎重に見極め，対応をしなければいけないと痛感している。最近の新しい施設は，個室でマンション形式になっていて，設備も完備しており，親と子が密室になりやすい。一つ間違えば，危ない環境にもなりうるわけである。実際に施設の中で，虐待で逃げてきた子どもが，夜半，突然死んでしまったこともある。"突然死"という監察医務院の診断だったが，ここの施設長は自分たちの限界を認め，母親がそのまま施設で暮らすことには懐疑的になり，地域で話し合ってもうひとりの子どもは児童養護施設に措置し，母親はアパートで暮らすようになった。援助者が，援助の限界を見極め，ケースを手放すことが，引いてはケースの自立を促すことにも通じるのである。ケースを手放すときの手放し方を，援助者は身につけなければならないのである。

ある児童虐待のケースは，保健所，警察，福祉事務所などの協力によってようやく子どもを3人とも児童相談所に一時保護できたのだが，母親は専門機関で自分がカウンセリングを受けたりするのを強く拒否していた。彼女自身も被虐待経験者で，今日まで生き延びてきたサバイバー（生き残った人）であった。母親は，必要があって自分の子どもに虐待をしているのではと考えられるほどすさまじい虐待であった。そのため母親は，対人関係の治療をしなければ子どもの育児はできないだろうとカウンセリングをすすめられたが，すぐに脱落してしまった。保健婦は，子どもとの面会や外出も当分の間禁止するように申し入れ，母子をブロックする役割をとっていた。この対応を母親は嫌い，児童福祉司に悪口を言っていたようである。

援助者は加害者と信頼関係をつけるために，加害者の言動を受け入れよう

無理をする。そうしなければ加害者が関係を切っていくのではという不安によって，彼らの言うことを聞いてしまうのである。このような安易な対応は，やがては加害者との共依存関係に陥るという結果になってしまうようだ。加害者は，子どもを取り返すために，自分が誰と，どのような関係になればいいかということを，頭脳的に秀でた人であれば考えるのである。人格障害者の使う手として，一方の悪口を言い，他方を操縦するということは，精神保健関係者であれば経験している。援助者が"いい援助者"を意識するようになると，相手に対して「No」が言えなくなり，いつかはコントロール関係にはまってしまう。これが児童虐待問題における共依存である。

　児童相談所は子どもを守ることができる唯一の権限をもった機関である。そのためには地域の諸機関とネットワークを組んでかかわることを覚えないと，加害者の要求と支配の構造に巻き込まれる結果になる。そのために子どもの人権や命が脅かされるということはあってはならないことである。児童福祉司も自分の人間関係を点検し，援助関係を広げるようにならないと共依存から脱することはできないであろう。

おわりに

　人は生まれたときから母親に全面的に依存し，母と子の共依存によって成育していく。子どもは幼い頃親から十分に愛され，世話され，あやされ，言葉をかけられる。母の手の中に，しっかりと抱っこされた感覚を感じるとき，自立できるようになるのである。その感覚をもたないまま大人になってしまうと，いつの日か世話する人を見つけ，他人に必要とされる必要を感じる大人になって人に嗜癖するようになる。共依存は他者には見えないし，自分が苦痛を感じなければ，誰にもわからない。それゆえ嗜癖する人間関係から脱していくのも難しく，日々の生活の中で，仕事場で，友人関係の中で，その関係の罠にときどき陥るわけである。

　日本は社会全体が共依存的志向が強い。社会の風潮からすれば，援助者の共依存についてはなんら指摘されることはなく，一般にはむしろ評価されるときもあるかもしれない。共依存に気づいた援助者は，そのことにはがゆさを感じるというのが，今日の状況である。クライアントと援助者の，ほどよい距離の

とり方というのは，なんとも難しく表現しにくい関係なのである。

7　聖職者・信者関係
●……ロイ・アッセンハイマー（マック・ダルク）

新米神父の挫折

　1972年，私は北海道南部にある小さな町，静内の教会に着任した。ここは日本で一番広い教区だったが，信者はほんの100人くらいしかいなかった。それでも，初めて小教区付き主任司祭になった私は，希望に胸をふくらませていた。

　私は浦河町周辺の小さな巡回教会に所属する信者全員に，「日曜の午後3時にミサを挙げに行きます」と前もって手紙を出しておいた。その日がくると，私はみんなに会えることと，多分ミサの後にはちょっとした歓迎パーティーも開かれるだろうということを期待して，50キロの道程をいそいそと出かけていった。

　着いてしばらくの間，私は茫然とし，現実を受け入れることができなかった。なぜなら，誰ひとり私を待っている人がいなかったからである。

　やがて私の中に，恨みの感情がふつふつと沸きあがってきた。「私がこんなに一生懸命やっているのに，なぜみんなは私の思い通りに動いてくれないんだ！」「なぜ運動会に出かけたり，漬物仕事とかで，日曜日に教会に来てくれないんだ！」と。

　そして恨みの感情は，アルコール依存症者である私に，絶好の飲む口実を与えてくれた。静内の教会に来てからの3年間は文字通り「底つき」の期間となった。が，今になってみるとこの時期は，私が私の問題と向き合うための準備期間でもあったのだと思っている。

アル中神父

　私が初めてアルコールを飲んだのは17歳のときだった。そして1回目から，吐くまで飲むというのが私の飲み方だった。だから私は，飲み過ぎてアル中になるのではなく，アル中の体質をもって生まれた人がアル中になるのだと考えている。

第2章●対人援助関係における共依存

　私は自分の話をするときには，いつもこう自己紹介する。「薬物依存症のロイです」と。私はこれまでに，さまざまな薬物に依存してきた。その代表と言えばアルコールとタバコで，タバコは今でも１日に80本吸っている。その他に，精神安定剤や睡眠剤，鎮咳剤や覚せい剤も使ってきた。私のアルコール問題がひどくなりはじめたのは1968年で，日本に来て３年目だった。私はいつも飲んでいたサントリーレッドが肝臓に悪いのだと思い，ニッカに変えてみたり，すごく太って，糖尿病だと言われると，コークハイのコーラが原因に違いないと思ってコーラをやめて水割りに変えてみたりした。

　私は1971年と1976年の２度，アメリカにあるアルコール依存症のリハビリ施設に入ったことがある。そこは神父専門のゲストハウスだった。初めてアメリカに帰されたとき，私は精神科の医師に尋ねた。「私はアル中なのか？」と。すると彼は一言こう言った。「自分で考えろ」。

　1977年に私は初めて北海道のセルフヘルプ・グループに参加した。そこは12ステップを使っているアルコール依存症者の集まりだった。しかし，その日以来アルコールが止まったわけではなく，その年の11月に一度，さらに９カ月後にもう一度スリップしている。そして，それが今のところ最後のスリップになっている。

　1978年（みのわMACがオープンした年でもある）という年は，私にとって記念すべき年である。なぜなら，私よりも先にアル中になっていた（正確に言えば，アル中になったが，そこから回復の道を歩いていた）ひとりの神父との再会があったからである。彼の名はジャン・ミニーという。

　ミニー神父は，京都大学の教授として活躍していたのだが，アルコール依存症がひどくなり，治療のためにアメリカに帰国。アルコール依存症の治療を終えると，そこでの体験を携えカウンセラーとして日本に戻ってきたのだった。そして彼がアルコール依存症者のリハビリ施設＝MAC（Maryknoll Alcohol Center）の建設を考え始めたころ，そこに３人の神父があらわれた。パット神父と田中神父と私である。３人に，いや４人に共通したことがもう一つあった。それは，そろいもそろって皆アル中だったことである。MACの活動を通して，私たち３人はアルコール依存症から解放されていったのである。

146

燃えつき症候群

　MACで活動を始めた初期の数年間，私は「人を愛するということは，他人のために細かいことを何でもしてあげ，その人たちの生活に干渉して，彼らを変えるように骨折ることだ」と思っていた。

　実際に自分のやっていたことをたとえれば，救い主イエスを十字架から下ろして，その代わりに私自身をそこに架けたということである。こうしたことがどれほど傲慢なことなのかと気づくには，随分時間が必要だった。

　やがて，どうすることがアルコール依存症者や薬物依存症者の手助けになるのかがわかってきたとき，初めて私は十字架から潔く降りる気持ちになり，イエスに元の位置へ戻っていただいたのである。

　私が他人に対しては無力なのだということを認めて，自分を変えることに努力を集中しだすと，周りの人たちも同じように変わり始めることにようやく私は気がついた。それは，みんながよくなっていくにつれて，私もそのお陰でますますよくなっていくという，相互成長の素晴らしい循環作用だった。人を変えようとすると人は逃げ，自分を変えようとすると人は来る。それはまるで磁石のようだった。アルコールを飲まないことは回復のスタートにすぎなかったのだ。

　おまけに，他人を変えようとするのをやめ，他人の生き方と，成長する（もしくは失敗する）自由を認めることができるようになるにつれ，私の燃えつき症候群が起きなくなったのにも気がついた。だから，今ではもう他人にこうなってもらいたいと願う私の希望が思いどおりにならなくても，イライラすることもないし，他人の生き方の方向づけに関して自分は無力だといって挫折感を抱くこともなく，神様が私の思いどおりにみんなを助けようとなさらないからといって，神様を恨むこともなくなった。

私の原家族

　ここで私の原家族について，少し触れておこう。私の父親はドイツ系アメリカ人で，15歳から働きはじめ，後に大きな会社の経理部長までやった人だったが，69歳で亡くなっている。父方の家系には代々糖尿病があり，祖母も父も私

もこの病気になった。私には兄と弟が1人ずついるが、私たち3人から見た父は理想的な人で、両親ともに責任感が強かった。

一方私の母親は80歳で亡くなったが、アイルランド系アメリカ人で、熱心なクリスチャンだった。母方祖父にはアルコール問題があり、母方祖母には精神的な病いがあったために、母は自分の両親から十分な愛情を注いでもらえなかった。そのため子どもをとても愛したが、同時に強い支配もそこにはあった。とりわけ子どもの健康を守ることに、とても敏感だった。それでも、外からは理想的な両親・家族と見られていた。

私は1938年にフィラデルフィアで生まれた。13歳のとき、メリノール宣教会（メリノールとはマリア様の丘という意味）の小神学校に入り4年間勉強したあと、神学大学で4年間学び、さらに4年間を大学院で学んだ。

私がとても幼かった頃に『フィールド・アファー（遠い畑）』という名だった、月刊誌『メリノール』を両親が購読していたのを、私は覚えている。まだ字が読めるようになる前から、中国の貧しい人たちの中で働いているメリノール会の宣教師の写真を片っ端から見るのが私の楽しみだった。

小学校時代の私は、ものすごく生意気な子どもだったので、私が神学校をやり通せると本気で信じる人は誰もいなかったと思う。友人の母親の中には、やれっこないと言って、やれない方に5ドル賭ける人もいたほどだった。札つきの悪ガキだった私は、よく神父やシスターたちに怒られた。だから私は神父やシスターたちが大嫌いだった。そして12歳のときには、「神父になったら、絶対に誰に対しても、カッとなったり腹をたてたりしないぞ！」と自分で自分に約束した。

この約束はこれまでに2度破ってしまったが、カッカしている相手を前に、無言で辛抱強く相対することが、実に効きめのある武器になることは自分の体験を通して言えることである。形は似ていても、だんまりの辛抱を装って、実は自分の方がまるっきり間違っていることがあるのもまた、真実だった。

私が日本に来たのは1965年、27歳のときだったので、今年で35年目になる。ときどき「変な外人だね」と言われるが、私は「いいえ、変な日本人です」と言い返している。

北海道のセルフヘルプ・グループのミーティングに参加している頃、私は一

人ひとりのメンバーをとても大事にしていた。しかし，今になって思うと，それは私が自分に依存させたかったからだということがよくわかる。そのことで私は相手の自由を奪い，支配し，共依存関係を作っていたのである。その結果，一番依存させた人たちのほとんどが死んでいった。私は放っておいた方がよかったのだ。

救世主(セイビュアー)コンプレックス

　私は小さい頃から，私のすべきことは信者を救うことだと思っていた。10歳ですでに神父になりたいと思っていたし，神父になって人を救うことが，自分の仕事だと思った。しかし，なぜそれほどまでに人を救いたいと，私は思ったのだろう。

　私は13歳のときに小神学校に入り，そこは全寮制であったにもかかわらず，私は一度もホームシックになったことはなかった。その理由は，私が母親の支配から逃れるためにその学校に入ったからだった（もっとも，当時はこのことに気づかなかった。アルコールをやめてから気がついたことだから，39歳以降のことだ）。そして母親から一番遠い東洋の国，中国に行きたいと思ったのだ。

　私が救う相手は，信者でなければならないわけではなく，信者でなくてもよかったし，依存症者でもよかったのだと思う。とにかく誰かを救いたいという思いが人並み外れて強かった。やはり愛されたかったためだし，人に認められたかったためだと思う。そしてそこに聖職者を職業として選んだ本当の理由があったのだろう。

　今となれば笑い話だが，こんな私を救ってくれたのは，私が救おうとしていたアルコール依存症者だったのだ。私は救世主コンプレックスの固まりみたいになって，信者を救おうと奔走していたのだが，もうひとりの私の中ではアルコール依存症が確実に進行していたのである。

　そしてアルコール依存症の治療を終えて日本に戻って来たとき，私よりも先に酒や薬をやめた仲間たちがすでにいて，私の回復の手助けをしてくれたのだ。どうしても自分の力ではアルコールをやめられなかった私を救ってくれたのは，日本人のアルコール依存症者たちだった。

ロー・セルフエスティーム

「アメリカ人の2人に1人は，なんらかのセルフヘルプ・グループに参加している」。これはアメリカのジョークだが，気楽に笑い飛ばしてもいられない。セルフヘルプはアディクション問題だけにあるわけではなく，他の病気や障害などにもむろんある。しかし，アディクション問題の中でも，とりわけ人間関係嗜癖とも呼ばれる共依存の問題は，病理を理解し行動変容がない限り同じことが繰り返される。反省に意味がないというのは，行動せずに考えているだけだからである。アルコール問題がある夫と離婚したのに，再婚した相手にまたアルコール問題があったなどという話は，決して珍しいことではない。つまり離婚が問題ではなく，再婚が問題になるのだ。

私はアルコールをやめて10年たって，やっと他人を手放すことができた。手放す方法の一つは，自分の回復に集中し，自分を大切にすることだった。

私の救世主コンプレックスの源をさかのぼれば，それはロー・セルフエスティーム（自分が価値ある存在だと思えないこと）にたどり着く。小さい頃から私が一生懸命やるときは，いつも人に認められたいときだった。学校では目立ちたくて，たびたび劇に出た。そして勉強がよくできたので，先生の手伝いもすんでやり，「ブラウンノーズ」（＝ティーチャーズ・ペット）とも呼ばれていた。ただスポーツに関しては劣等感をもっていた。

40歳を過ぎるまで，私はみんなから注目されていると思っていた。しかし，12ステップを使っているアルコール依存症者の集まりに出ているうちに，みんなはそれほど暇じゃないということがわかってきた。ミーティングに22年出続けて，やっと自分が好きになっている。

私には，薬物依存（アルコールは依存性薬物の一つ）の他に，仕事依存もある。他人に認められたい，褒められたい，そして自分自身にも認められたいと思うと，つい引き受けてしまう。そして仕事依存もやっぱり進行性の病気であることが，よくわかる。今はだいぶ仕事を断れるようになってきた。

今私は，聖職者であると同時にマック・ダルク計画，発展コーディネーターでもある。私の神父としての挫折体験からの学びがなかったならば，不健康な神父・信者関係＝共依存に今も気づいてはいなかったことだろう。私がアル

コール依存症になったことは恵みであり，救わねばならないと思っていたアル中に私が救われることになった。ということは，救わねばならないと思ってきた信者に，私が救われてきたことに気づきなさいということなのかもしれない。
　「愛」という名で支配されてきたことの苦しさを，私自身が一番よく知っているのだから。

8 セラピスト・クライエント関係

●……高畠克子（東京都精神医学総合研究所）

はじめに

　世の中には，対人援助職といわれる仕事を生業にしている人が数多くいる。保育者，教師，看護者，精神科医，カウンセラー，ホーム・ヘルパーなどさまざまであるが，これらの援助やサービスの提供者は，女性というジェンダーに片寄っており，援助やサービスを受ける人たちは，幼い者，いたいけな者，成長途上にある者，心身の弱い者，高齢者など，それぞれにハンディキャップをもち，何らかのケアや保護を必要としている人たちである。両者の間には，当然援助―被援助関係という特殊な人間関係が存在しており，そこには何らかの「共依存」的な関係が存在しているといえよう。しばしば言われるように，対人援助専門家の多くが，かつて「共依存」であった人，その渦中から抜け出した人，客観的にはまだその中にいる人など，多かれ少なかれ「共依存」に関心を寄せ，一家言ある人たちのようだ。この章では，筆者自身がフェミニスト・セラピストという対人援助専門家であると同時に，セラピストたちのスーパーバイザーである立場から，自分自身およびスーパーバイジーらの有り様を素材にしながら，対人援助場面における「共依存」の問題を考察する。

「共依存」とは

　co-dependenceないしco-dependencyという英語は，緒方明（1996）によれば，1970年代にアルコール依存症者を支える配偶者を，"コ・アルコホリックス"と呼んだことに始まると言われているが，その原典をたどるのはなかなか難しい。「共依存」という邦訳は，「魂の家族を求めて」（1995）の中で，斎藤学本人が，1980年代にとりあえず採用した名称であると述べている。そして，「共依存」の定義や特徴については，それを唱える臨床家や研究者の数ほどあり，百花繚乱の感がある。例えば，ウィットフィールド（1991）は，年代や専門家によって，23の「共依存」の定義を提示している（緒方明, 1996）。しかし，アメリカのDSM-

ⅣやWHOのICD-10では,「共依存」の概念が未だに取り入れられておらず,日本の精神医学会はもとより心理学会などでも,過小評価されている異端児的な存在である。

さて,筆者がこの章を書くに当たって採用した「共依存」の概念や定義は,とりあえず簡潔で理解しやすい斎藤学[*1, *2](1995)のものとする。ただし,斎藤の分類は,メロディ(1987)が5項目ずつ「一次症状」と「二次症状」に分類した定義のうち,「二次症状」にかなり近いものと考えられる。

斎藤はまず,「家族という名の孤独」(1995)の中で,「共依存」の中核概念を「他人に必要とされる必要」と押さえており,これは「共依存」の狭義の心理学的定義に比べると,社会学者ギィデンス(1994)の「他者によって,自分の欲望を定義されることを必要とされる生き方」のような,広義の社会学的・transpersonalな概念に近いのである。この前提で,斎藤は次の5項目を「共依存」の特徴として挙げている(1995,以下「　」内は斎藤学の引用である)。[*1]

① "否定的エンメッシュ（からまり）"

これは正に「他人に必要とされる必要」が動機となって,「他人の世話を焼き,他人に頼られることで自分の存在を認めさせよう,それによって自分自身の安全も得ようという"否定的コントロール"あるいは"否定的エンメッシュ"と呼ばれる態度である」。ここでは夫婦関係や親子関係など,多くは家族内の狭い二者関係において,互いに過度に干渉しあったり支配しあう結果,からまり合ったりねじれた関係ができあがり,そのために否定的あるいは不健全な"エンメッシュ"という表現が使われるのである。「共依存」関係にある者は,各人が自尊心をもった自立した個として存在していないため,あるいはできないため,このような不健全なねじれた関係に陥ってしまうのである。この点では,自分自身の存在を肯定的に評価できず,他者の存在に絡みついて相手を操作することで自分自身の存在を証明していく点で,いわば寄生木的な生き方が特徴である。

---

*1　斎藤学：魂の家族を求めて—私のセルフヘルプ・グループ論,誠信書房,1995.
*2　斎藤学：「家族」という名の孤独,講談社,1995.

②恨み

　「自己評価が低いまま自分のことを二の次にして他人の世話を焼く，しかもそれが報いられないということになると，"恨み（リゼントメント）"の感情が生まれるのも当然のことである。事実この感情はすべての共依存症者に偏在し，彼らの"怒り方"の不適切さを説明する」。もともと"恨み"の感情が起こるのは，正当な"怒り"を直接対象に向けることができず，この"怒り"を個人の内部に蓄積し，不当に内在化させる結果生じるといわれている。この"恨み"の感情は，本来怒りが向けられるべき対象とは別の，"否定的エンメッシュ"関係にあるコントロールしやすい弱い対象に向かう。そして，この"恨み"の受け手は，不当な"怒り"や"恨み"とも知らずにそれを受け続け，「共依存」関係が強化されていくのである。

③スピリチュアリティ（霊性）の障害

　「共依存症者は常にスピリチュアリティの歪みを，つまりハイヤーパワーとのかかわり方の歪みを抱えている。共依存症者は常に自身がハイヤーパワー（神）であるか，ハイヤーパワーである他人に帰依する者（奴隷）なのかであって，自身の世界観の中に自己存在の次元を超えたハイヤーパワーをもつことができない」。このように，共依存症者は自分か他者か，神か奴隷かなど，極端なまでに「すべてか無かの法則」に従うので，現実の二者関係を少しでも離れて，全体的・霊的世界の中で対象との関係を見直すことができない。なぜなら，他者との密なつながりに距離を置くことは，見捨てられてすべてを失うことになるかもしれないからである。

④嗜癖と心身の障害

　「嗜癖，つまり目前の陶酔の追求ないし没入は，それ自体がいっとき，空虚と退屈の苦痛を癒すという効果をもつ。しかしそればかりでなく，嗜癖の結果として生じる身体的障害や人間関係の破綻が，彼らの恨みの表現となり，また他者からの援助のタネにもなるという形で，周囲との共依存関係をいっそう緊密にするという効果をもつのである」。引用が少し長くなったが，要するに嗜癖

的な生き方で，人生や自分自身の空虚感や不安感を紛らわすことは，周囲の共依存症者の関心を集め，彼らの"否定的エンメッシュ"にはまり込むことになる。共依存症者はさらに，自分がケアしコントロールできる弱い対象を見つけて，その対象と「共依存」関係になるのである。

⑤親密性からの逃走

「対等な関係とは，言い換えれば相手に格別な弱みや依存性が見当たらないような関係である。そうしたとき，共依存症者は相手にどんな世話をしてあげればよいかわからなくなる。そして相手に何もしてあげられない以上，相手は自分を嫌うか，憎むかするだろうと思うのである。…自分の無能や空虚を悟られるのを恐れて，共依存症者は相手と一定限度以上に親しくなることができない」。共依存症者は，親密な関係を切望していながら，病的で"否定的エンメッシュ"関係しか知らないので，対等で健康な対象との間では，早晩自分の空虚や低い自己評価を見破られるだろうと恐れて，親密になることから逃げ出すのである。

セラピストのもつ「共依存」性とは？

以上に述べた「共依存」の概念や定義は，クライエントと呼ばれる来談者が，「共依存」関係から抜け出せず，さまざまな葛藤に悩むという形で，セラピストの前に登場したときから，セラピーを通してその解明が進められてきた結果である。したがって，クライエントとセラピストの関係では，「共依存」は常にクライエントの側の問題として認知され，セラピーの対象と考えられてきた。ところが，セラピストは「共依存」関係をもたないかというと，決してそうではなく，対人援助専門家の筆頭格ともいえるセラピストは，「共依存」への関心がことさら強く，そもそも自分の職業選択の時点ですでにその影響を受けていることが多い。セラピストのもつ「共依存」性について，153ページ以降で述べた斎藤の「共依存」の5項目の特徴と比較しながら，以下の3点にまとめる。

①セラピストのもつ"メサイヤ・コンプレックス"

筆者自身も含めてセラピストの多くが，ある種の"メサイヤ・コンプレック

ス"をもっているといわれている。セラピストは，意識するしないにかかわらず，心のどこかにクライエントを窮地から助けたい，救済したいという気持ちが働いている。「お人よし」で「能天気」「お節介」で「うっとうしい」，ある種の「お助け役」のイメージをセラピストから払拭しきれないが，これこそがセラピスト側の"否定的エンメッシュ"のためなのである。セラピーを通してクライエントを援助することで，感謝されたりよい成果が現われたりすると，それが強化因子となって，セラピスト側の満足と自己評価が高められる。こうして，セラピストとクライエントの「共依存」関係は強固になっていくのである。

②感情の受容という罠

ロジャース（1967）は，Client-Centered Therapy（来談者中心療法）において，セラピストがクライエントに無条件の配慮（unconditional regard）と感情移入的理解（empathic understanding）を示すことを強調した。そして，わが国の多くのカウンセラーが，この原則を順守しひたすら傾聴に心がけるよう教育されてきた。したがって，セラピストはクライエントの感情の部分に感性を働かせ，特にクライエントの"怒り"や"恨み"など否定的な感情で，今まで気づかなかったあるいは無意識に抑圧してきた感情を，言語化しそれに直面化することをセラピーの中心課題にしてきた。しかし，この原則ゆえに，セラピストとクライエントは危険な「共依存」関係にはまり，来談者中心療法それ自体が，「共依存」というパラドックスを抱え込んでいるようでもある。すなわち，セラピストはクライエントに自分の感情に気づくように応援するが，クライエントが一旦出し始めた"怒り"や"恨み"の感情は，徐々にその激しさを増し，吐き出さずにはいられない状況にクライエントを駆り立てることも少なからず起こる。もし，セラピストがこの状況を治療的に扱わなければ，クライエントは強迫的に否定的な感情を吐き出す人，セラピストはその感情を受け止める人という構図ができあがり，「共依存」関係は強化されるのである。

③治療関係が壊れるかもしれないという恐れ

すでに述べたように共依存症者は「他人に必要とされる必要」で生きており，他者に自分を合わせて自己概念を作っていくといわれている。したがって，自

己不全感，低い自己評価，自己肯定感の欠如，自分に対する自信の欠如，空虚感，孤独感，不満感などを常にもっている。彼らはいつも他者を求めていながら，自分のさまざまな欠点を知られたら，必ず他者は去るだろうという不安や恐怖がことさら強い。そのため，共依存症者は自分の欠点がバレないように，他者とは対等で親密な関係を作らず，他者のために役立つことや気に入ることをやって人間関係をつなぎ止めていく。これほど極端でないにしても，セラピストが自分のセラピーに自信がもてなかったり経験が少ないと感じていると，クライエントがセラピストを見限って去るのではないかという不安や恐怖は，セラピストの言動に少なからず影響を与える。このように，"共依存" 傾向をもつセラピストは，"見捨てられ不安" や治療関係の破壊に対する恐怖が，相当大きいのである。

対人援助場面における「共依存」性を克服するために

「共依存」傾向をもつセラピストが，「共依存」の問題を抱えたクライエントと治療関係に入るとき，うまくいけばクライエントへの理解が深まりセラピーが進展するが，反対にセラピストとクライエントの問題が"エンメッシュ"して，セラピーに阻害的に働くこともある。後者の否定的な影響をできるだけ最少限に止めるために，セラピストは教育分析やスーパービジョンを受けて，セラピーのプロセスに軌道修正を加えていく。筆者が行ったスーパービジョンの中から，どのようにしたら，治療関係における「共依存」性を克服できるかについて述べる。

①セラピストの"メサイア・コンプレックス"の克服

Ａさんは40代半ばのベテランのセラピストで，Ｘさんは30代前半の既婚女性で，華奢でチャーミングでどことなく頼りないところが，男性からも女性からも好かれ，人間関係を転々とする「人間関係嗜癖」（シェフ，筆者訳1999）のクライエントである。実際，Ａさんも初めからＸさんに好感をもち，Ｘさんもセラピストに陽性の転移感情を向け，１年近く平穏な母─娘関係が続いた。Ｘさんに離婚して再婚したい恋人が次から次へと登場するに及んで，セラピストはクライエントに少しずつ苛立ちを覚え，Ｘさんの「人間関係嗜癖」の問題を焦点化し

ようとした。セラピストが，Ｘさんの男性関係の有り様を話題にしようとする
とするすると話題を変え，あげ句の果てには夫と別居して実家に逃げ込み，親
の同意を得て新しい恋人との生活に浮足立ってしまう。この状況で，セラピス
トは自分が今までしてきた母親役割に気づかされ，しかもＸさんをめぐる争奪
戦で，実母に敗れるという敗北感を味わうことになった。傷ついたセラピスト
が回復するプロセスは，陽性の転移・逆転移関係（Masterson, 1987）をしっかり
点検し，自分の生育史に溯ってなぜそのような振る舞いをしたかに気づくこと
である。病気の多い家庭に育ったＡさんは，健康な唯一の子どもとして，母親
と一緒に病人の家族を看護するという特権を与えられてきた。Ａさんが「小さ
な母親」をすることで，母親との関係は，コントロールされながらもおおむね
良好に保たれてきた。こんなＡさんは，普通の人との間でも相手の弱さや頼り
なさに敏感で，つい手や口を出して世話を焼いてしまう。Ｘさんとの関係も，
治療関係というよりは，母―娘の世話し世話される関係を作ってきた可能性が
強い。セラピストはクライエントを世話して助けるのでなく，あくまでもクラ
イエントの振る舞いと感情に暖かい眼差しを向け，それらに直面する勇気を，
クライエントにもセラピスト自身にも送り込まねばならないのである。

②感情の受け手になることからの克服

Ｂさんは50代半ばのセラピストであるが，Ｙさんは30代半ばで親からの虐待
体験をもつ抑鬱状態のクライエントである。来談当初のＹさんは，抑鬱があっ
たせいで，言葉少なで控えめでおどおどした印象を与え，セラピストに対する
警戒心もなかなか解かれなかった。セラピーが始まって約半年したころから，
ポツリポツリと「父親に溺愛されすぎたため，父親の理想の娘に仕立てられ，
支配されてきた」と言い始めた。「自分というものがわからないのは，勝手に父
親が私を愛玩人形にしたからだ。体への暴力ではないが，愛情の押し売りとい
う心の暴力をずっと受けてきた。これは『心の虐待』です」とＹさんははっきり
と言い放った。微に入り細に入り，「心の虐待」の事実が開示され，それが延々
と続き，時には「父親を殺してやりたい」「父親の大事にしているものを全部燃
やしてやりたい」などと"怒り"がエスカレートし，セラピストはいつ火の粉が
自分に降りかかってくるかもしれないと気が気でなかった。話を遮って，「そ

れはどういうことか考えてみよう」など少しでも直面化を促そうとすると，「私に言いたいことだけを言わせて」と，セラピストの言葉を聞き入れず，まるで般若のように怒り出すのであった。Yさんは"怒り"や"恨み"の感情を吐き出す人，Bさんはひたすらその感情を受け止める人，この二人のパターンがいつまでも続くのは「共依存」関係以外の何ものでもない。この状況を克服するには，まず第一に，セラピストは注意を漂わせながら浅く聴くこと，話を具体的にでなく全体的に聴くことなどが必要である。このように浅く全体的に聴くと，セラピストが話される事実の苛酷さや感情の激しさに圧倒されて，無力感に陥る程度が減じるのである。セラピストが一方的に言葉の虐待を受けてよいわけではないのに，"メサイア・コンプレックス"をもつセラピストは，クライエントと辛い体験を共有しなければならないような錯覚にとらわれるので特に注意をしなくてはならない。第二に，言いたいことをセラピストにぶつけるだけでは，回復にならず，むしろ逆行することを伝える。そして，そのときの感情についてだけ話させるのでなく，「今，ここで」(here and now) 感じていることを伝えるように，励まさなければならない。A.W.シェフは "Escape from Intimacy" (1989) の中で，「親密になることを巧妙に避ける方法は，さまざまな感情について話しながら，そのときの感情を出さないことです」と言うように，Bさんが父親や他者への"怒り"や"恨み"を吐き出しているのは，もっと心の奥深くに眠るさまざまな感情をカモフラージュしているのであり，そのことに気づき感情の抑圧に直面化しなければならないのである。

③セラピストの治療中断に対する恐怖心からの克服

　Cさんは3～4年の短い臨床経験をもつ20代の若いセラピストで，Zさんも同じ年頃のコンピュータ会社に勤める会社員で，鬱症状を訴えるクライエントである。Cさんは，ふつうの時でもしばしばクライエントから，セラピストとしての力量を試されるような質問を受け，Zさんからも2回目のセッションで，「どんな勉強をされましたか」とか「カウンセラーの資格をもっていらっしゃいますか？」などと聞かれている。依存的で鬱のクライエントにありがちなセラピストの値踏みで，若いセラピストは誰でもこの洗礼を受けて成長していくのである。とはいえCさんは，しばらくこのショックを引きずりながら

も，Ｚさんをサポートしたり励ましたくなる気持ちがセラピーの流れを作っていた。Ｚさんは，新しい会社に移って仕事がハードで，疲労が溜まって仕事がはかばかしく進まず，また仕事を断れずに背負い込み過ぎて体も頭もパンク状態に陥った。「会社にも行きたくない」「電車に飛び込んでしまいたくなる」「皆に馬鹿にされているようだ」など，鬱状態ですっかり自信を失っていた。その上，付き合っていた恋人ともその頃別れて，それも落ち込む大きな原因になっていた。

　ここでの問題は，セラピストがクライエントから値踏みされたことで，「このクライエントはいつか私に幻滅して，私の元を去るだろう」という漠然とした不安や恐怖感が，セラピストを及び腰にさせていた点である。クライエントは，仕事や人間関係など現実の場面では，適切な行動がとれず不適応を起こしていたが，セラピストがそこに触れると，クライエントは不機嫌になり面接に来なくなるような気がして，現実の問題に話を向けるのを躊躇していた。そして，セラピストは無意識に，クライエントのよい面を過剰に評価したり必要以上に励ましたり，時には問われるままに有効と思えないアドバイスや指示を出し，クライエントがセラピストの元を離れないようにコントロールしていたのである。このような操作的で行き詰まった治療関係を変えるためには，セラピストができるだけ早く，クライエントが目を背け直面化を避けている防衛の問題を取り上げなければならない。すなわち，Ｚさんは鬱という病気になることで，現実的な課題を先送りしたり回避したりしており，また医療化することで医者やセラピストに責任を転嫁しようとしている点に気づくことである。セラピストは十分な情緒的共感的理解のもとで，クライエントが回避の防衛機制に直面化できるように，本来の治療関係に戻していかなければならない。そして，実際にＣさんはこのプロセスを踏んでいるうちに，徐々にＺさんの“見捨てられ不安”が，実はＣさん自身のそれであることに気づき始め，セラピストの逆転移感情がクライエントに投影されている自覚が起こってきたのである。

■ おわりに

　以上述べたように，対人援助職の専門家の多くが，援助する者とされる者という構図の中で，クライエントをセラピストの思い通りにコントロールしてい

るとしたら，それは正に「共依存」のネガティブな関係に陥っていると自覚しなければならない。そうでなければ，この関係は永遠に続き，セラピストもクライエントも永遠にそこから離脱できなくなるだろう。これは，精神分析の言葉で言えば (Freud, 1912)，クライエントの転移とセラピストの逆転移の問題にほかならず，転移・逆転移関係を徹底的に操作することが，クライエントの成長と病気からの回復をもたらし，同時にセラピストの側にも優れた治療者への大きな一歩をプレゼントすることになるのである。

参考文献
- フロイト，S.,(小此木啓吾訳)：転移の力動性について，フロイト著作集9，人文書院，1983.
- ギデンズ，A.,(松尾精文・松川昭子訳)：親密性の変容―近代社会におけるセクシュアリティ，愛情，エロティシズム，而立書房，1994.
- マスターソン，J.F.,(成田善弘訳)：逆転移と精神療法の技法，星和書店，1987.
- Mellody, P.et al.：Facing co-dependence；What is it, Where it comes from, How it sabotages our lives, Harper & Row, 1989.
- 緒方明：アダルトチルドレンと共依存，誠信書房，1996.
- ロジャース，C.,(伊東博訳)：クライエント中心療法の最近の発展，ロジャース全集15巻，1967.
- シェフ，A.W.,(高畠克子訳)：嗜癖する人間関係―親密になるのが怖い，誠信書房，1999.
- 高畠克子：女性とその職業選択の視点から自分を見つめ直す，看護学雑誌JJN, 61(4), 1997.
- Whitfield, C.L.：Co-dependence, Health Communications, 1991.

第2章●対人援助関係における共依存

⑨ 回復者カウンセラー・依存症者関係

◉……**関口富見江**（マックデイケアセンターリブ作業所）

はじめに

　ある日の出来事。お昼過ぎの2時ごろ，他の施設のスタッフが訪ねてきて，私の顔を見るなり言った。「外に干してあるタオル乾いているけど，もう中に入れた方がいいんじゃないのかな」「もうしばらく，あのままでいいんです」と私。「どうして？」との問いに，私はこう答えた。「通所者の個人個人が役割に責任をもっているんです。乾いたタオルを部屋の中に入れることもそう。だから，私がタオルを中に入れてあげるのは簡単なんですが，それじゃ彼らのためにならない。それに，通所者のやり方にペースもあるから，できるだけ手を出さないようにしているんです。もちろん，雨が降ってきたら入れますけど…」。

　これは日常でのほんの一部だが，こうした小さなことから大きなことまで，スタッフと通所者とのかかわり方のすべてにおいて，マックデイケアセンターリブ作業所は「生活の場」を通し，ミーティング（グループセラピー）によって，アルコール依存症からの回復の精神的，情緒的な側面からのケア，そして自立させていくプログラムを実践している。

　私の対人援助関係においての共依存ということでいうと，当施設はスタッフの全員が依存症者本人（回復者カウンセラー）であり，通所者もまた依存症者という立場でケアを進めている。このため，通所者のことを経験を通して理解することができるというメリットと，理解することができるからこそのデメリットがある。まずは，このデメリットが及ぼす共依存関係への陥りやすさについて，事例をあげながら触れることにしたい。

どこまでがスタッフの役割か

　通所者の多くが，アルコールを飲むことをやめたり，他の嗜癖から解放されてくると，赤ん坊が初めて目で見る母親にすべてを託すように，スタッフをとても頼りになる人とか，ある場合には神様のような存在だと錯覚する場合が少

162

なくない。ときには「私のお酒がとまったのはスタッフのおかげだ」とまで言い出す通所者もいる。実際、スタッフの提案を聞き入れるいわゆる「いい子」を演じながら通所を順調に続けると、スタッフの私も「これが回復だ」などと勘違いしていたところが、仕事を始めた当初はあった。何でも言うことを聞くという態度は、正直にいって心地よさまで感じてしまう。だから、ますますいろいろな提案を出し、通所者もスタッフの提案を忠実に守ろうとして必死になる。

しかし、これは自分のために回復しようと努力しているのではなく、スタッフに気に入られていさえすれば安泰であるとか、言うことを聞きさえすれば、このまま飲まずにいられるのではという考え方に転じているだけで、飲まない生き方を会得することとは全くかけ離れてしまっている。ひどい話だが、今日のお昼は、かけソバにするかざるソバにするかまでスタッフに聞かないと選択できないという事態にまでなる。スタッフである私もまた、このような要望や問いかけに対して答えようとしゃかりきになり「暑いときにはざるソバのほうが…」などと答えようとしてしまうこともあった。

確かに、お酒をやめて1カ月くらいは混乱しているため、判断がつかないこともある。このため、この時期に限っていえば、このようにスタッフの言う一から十までのすべてを細かく聞いて行動していくことも、仕方ないのかもしれない。しかし、これが恐ろしく長く続く場合もある。スタッフといっても回復途中の生身の人間であるから間違いもある。このような場合は大変だ。「スタッフの言うこと聞いたのに」と自分で責任がとれなくなり、失敗しても責任回避ができ、失敗から何かを学んだり、身につけたりすることができなくなる。

通所者の多くは、自分のしたことに責任をとらない、いや、とりたくないという心理が働く。そのため、ある程度のことは安全だとわかっていても自分で判断することを避けてしまう。結果はその通所者を回復させるということを名目にコントロールしてしまい、かえってだめにしてしまう。

別のケースとして、援助者が通所者の失敗、すなわち再発を恐れ過保護にし、ついつい長くかかわり情が出てしまい、その情にほだされていけないことを「いけない」と言えなくなってしまうことがある。

数年前、私に「嫌いな仲間がいるからミーティング場を変えてほしい」と訴

えてきた通所者がいた。私は，自分が若年にアルコール依存症になったことで，自助グループの参加者に対して年代の相違を感じていた時期があった。早い話が仲間への不服や不満である。訴えてきた通所者も若年者だったために，その気持ちを理解することができた。通所者の気持ちを優先して，私は「ミーティング場を変えてはいけない」ことが言えなくなってしまったことがあった。相手の気持ちを読み過ぎてしまい，かえって何も言えなくなるということだ。こう言ったら恨むだろうとか，こう言ったら喜ぶだろうといったことばかりにとらわれてしまう。

例えば，以前，入院中から当施設へ通っていた通所者が私に「明日，退院だから，たまには１日ゆっくり家で過ごしたい」という申し出があった。このときの彼女の目つきは，私に「ノー」とは言わせないように威嚇していた。私の中で「退院の手続きをしたその足で，まっすぐリブへいらっしゃい」という言葉と「退院したばかりだからたまには家でゆっくりしなさい」という言葉が錯綜した。退院するときに，不安になる人と解放的になる人と２通りいる。退院当日に，意気揚々と家へ帰りたがる人は，うまくいかないケースが多く，彼女の場合もいやな感じがした。彼女は私の言葉を待ってはいるが，その目つきからすでに彼女の中では答えが決まっていたようだ。しかし私は，一か八かの勝負に出た。「退院の手続きをしたその足でまっすぐリブへいらっしゃい」——そう告げた途端に，彼女は泣きながら走って施設から出ていってしまった。予想通りの反応だった。こうなったら，彼女が再発しないこと，明日，また元気な姿で施設に来ることを祈るしかなかった。しかし，次の日から施設には姿をあらわさなくなり，しばらくして他のスタッフが彼女から「もう行きません」という電話を受けた。来なくなったのは私のせいかもしれないととても不安な気持ちになった。他のスタッフは「あなたはやるべきことをやったわけだし，あとは相手の問題であってそう考え込むことでもない。きっと私も同じことを言ったと思う」と励ましてくれた。その言葉に「これでよかったのか」と思う反面，自分の不甲斐なさを責めた。

人間誰しも，嫌われることや恨まれることをできるだけ避けたいと思うものである。しかし，だからといって常に相手のニーズと欲求の二つを満たせるわけではない。まず，ニーズを優先し，その人にとって何が一番必要かというこ

とを考えて，的確に提案を出すことができることがスタッフとしての役割であり，専門職ではないかと思う。

また相手と自分との間にきちんと境界線をもうける。前述した通り，通所することをやめたのは私の責任ではなくその人の問題なのである。今，あのときを振り返って考えてみると，もし彼女が退院した日に家に帰っていたら，遅かれ早かれ施設には来なくなっていたであろう。「この方がいいと思う」「こうすればうまくいく」「私はこうしてきた」など私は数々の提案を出すが，その提案についてどう感じているか，受け入れるか，拒否するかは，その人の問題なのである。

スタッフとしての立場にある私に何ができるかを花の栽培にたとえると，誰の花でも芽が出て花が咲くと忍耐強く信じることである。そして，もしも芽が出たのなら「このように水をやって，肥料はこのぐらいにして，日には毎日当ててあげないと枯れるよ」というアドバイスは出す。しかし，実際に毎日水をあげたり，肥料をあげたり，日光に当てさせるという作業は通所者自身ですることなのだ。水が重くて持てないから手伝ってほしいという場合は，もちろん快く手伝う。私たちスタッフは方法や道具をたくさん提供し，使う人のニーズに合わせ，これらの道具を持ちやすいような位置に置いたりと工夫する努力はする。しかし，スタッフの役割はここまで。使うか使わないかは本人の問題なのだ。

また，成長段階も個人差がある。いつまでたっても発芽させることができない人，発育の早い人など十人十色である。しかし，努力していれば，いつかは芽が出ると信じること。これがスタッフの役割ではないかと思う。必要であれば一緒にできることはあるが，スタッフがすることは，できるだけ少ないほうがいい。それはアルコール依存症になって飲んでいない自分の等身大の姿を受け入れるのに近道かもしれないと思うからだ。

ある通所者にハマってしまうこと

「この人を更生させるのは私しかいない」などというような「抱え込み」については，私自身数多くの失敗を重ねた。私はこのようなことを「人間にハマる」というが，こうなると仕事が休みのときでも頭の中は通所者のことや，そ

の問題でいっぱいになることが以前はよくあった。

仕事から自宅に帰ってから，すぐ夕飯の支度にとりかかる。まな板を出して，タマネギのみじん切りをしながら無意識のうちにその人のことを考えている。ふっと顔をあげて，タマネギを刻む包丁の手を止めて，「他にもたくさん通所者はいるはずなのになぜ？」と自分が正直怖くなった。完全にハマっている，こんなときまで私はその人のことを思いめぐらしている。一度ハマってしまうと，援助する者が気がつかない限り援助される者と2人とも共倒れとなってしまう。

冷静に考えるなら，福祉，医療，保健，セラピストなどあらゆる分野での連携ということは必要不可欠であるはずだが，「私が」という自我が前面に出てきてしまう。「私だけが苦しみ」「私だけが忙しい」「私だけが知っている」など暗示にかかった状態になる。本当は助けを求めれば楽になるのに，それがなかなか言い出せない。言い出せないから，通所者に腹を立ててしまう。「こんなに私はがんばっているのにどうしてわからないの？」とか「あなたはこうすべき」というように相手を尊重するどころか，愛情の押し売りのようになってしまったり，一言一言恩着せがましくなる。そのうち相手も「別にそこまで望んでいないし，そこまで言われる筋合いはない」という酸欠の状態に陥り，ついにはどちらかが爆発してしまうのである。

近年，アルコールと薬物，アルコールと摂食障害など，さまざまな合併を抱えている場合が多く，1対1だけの援助は難しくなっている。また，通常では同じ人が1人を担当とするやり方が好ましいが，他の施設に比べて女性の通所者の多い私たちの施設では，1人の通所者に複数のスタッフがかかわる形をとっている。以前，1人のスタッフが1人の通所者を担当していたときは，例えば私には「家族に会いたい」と言い，私がいないときに別のスタッフには「家族が私に会いたがっている」と言う「使い分け」をするようになるが，複数のスタッフがかかわることになってからこのようなことはなくなった。幸いわれわれスタッフは全員が回復者であり，同様のプログラムによって回復してきた。したがって，提案も同様なのである。だから女性は女性のスタッフに相談し，男性は男性のスタッフに相談することになっている。また「このスタッフの方が相談がしやすい」「相性が合う」などから，特定のスタッフに特定の通所者の

情報が偏ることもあるため，女性のスタッフ同士の密な連携というのは怠らないようにしている。休日でも夜でも連絡が入るので，以前のような抱え込むという問題はなくなった。通所者の変化やプログラムの進行状態などをみていると同時に，スタッフ同士が連携をとるなかでお互いの状態も把握していくということは，同じプログラムをもち，何でも言い合える間柄でないとできないだろうと，私は考える。

　前述したように，さまざまな合併症をもっている通所者について，以前はどこまでが私ができる範囲で，どこからはできない部分か明確な線引きができなかった。というのも，例えば家族に問題があり，本人が飲むことをやめてもなお解決しない場合は，本人の訴えを聞いてある程度様子をみるが，他の専門機関を紹介するなどして「その問題まではうちではできません」とはっきり伝える。これが今まで曖昧になっていたので，できないのにやってみて相手を困惑させたり，傷つけてしまったり，うまくいくこともうまくいかなくなったり，「抱え込み」の大きな要因の一つであった。

▍不安で相手を飼いならす

　このように考えると，援助者における共依存とは，お互いが盲目になってしまい，援助者であり本来支え手である側の人が自立を促すための手助けではなく，支え手がいなければ生きていけなくしてしまうことである。「飼いならす」という言葉があるが，これは相手を支配することである。これを援助と勘違いし続けていると，遂には飼い犬に手を嚙まれることになってしまう。これは上下関係が災いし，「援助されないと生きていけないから支配される」という「凹」と「援助し続けないと生きがいを感じない」という「凸」が一体となり，結果的に離れることができず，お互いが本来の目的を見失った状態の中で蟻地獄に落ち吸い込まれていくのである。誰か他の人に助けを求めることをしない限り，残念ながら永遠に助けはない，ということだ。

　失敗，すなわち病気の再発を恐れ過保護にしてしまうことは，援助者が被援助者のことを「心配」という理由づけのもとで，本当は自分が不安で見ていられない心のモヤモヤを発散したいがために，過保護や過干渉といったことになるのだと思う。しかし，これは相手を思いやるのではなく，自分のことを第一

に考えているのだから，非常に自己中心的な考え方と言える。

　例えば，子どもが外に行きたいと言う。そのとき2通りの母親がいるとしよう。1人の母親は，子どもが「今度こそは」と自分で靴を履き，慣れない手つきで覚えたばかりの蝶々結びを一生懸命に結んでいる傍らに10分，15分と何も言わず，ただ紐を結ぶ子どもの手をじっと見守っている。もう1人の母親は，たどたどしく靴の紐を結ぶ子どもを見てすぐにできないと判断し，さっさと自分で結んでしまった。イライラするから手伝ってしまう母親と忍耐強くできるまで見ている母親。手助けしてしまうことはとても簡単だが，手助けしないでじっと待つ母親の気持ちは大変で苦痛を伴うことさえあるだろう。しかし何でも手助けをすることで，自分の苦痛や不安をかき消すという行為は，多少の例外を除き，その人の成長や自信の妨げになるのである。

　私は，スタッフになったばかりの頃，ある通所者が自助グループへ出席していないという話を別の通所者から聞いた。本人に確かめると，出席したと言い張るのでしばらくは信用したふりをしていたが，しびれを切らして同じミーティングへ出席した。しかし，その人は本当に出席していた。私は自分の責任と正義を確かめなければ，気が済まなくなっていた。ミーティング場で机の角にチョコンと座っているその人を見て，安堵の息を一つつき，それからしばらくして信用できなかった自分に腹が立った。1週間分のプログラムに地図，交通手段まで詳しく書いたものを渡してあるのに，別の人からミーティングに行っていないということを聞かされ「一番大切な時期なのにどうして？」と私が不安だったのだ。

　提案に関しても必要があれば，こと細かにする。ある人が「家族が一緒に旅行に行くと言っているので，私も行きたい」という。彼女が飲まなくなってからそれほど時間が経っていなかったため「まだ行く時期ではないと思うけど」と私。しかしそれでも行くという。私は折れて「それじゃ行ってみて話を聞かせて」と言ったものの心の中では，彼女の飲んでいたころの話や，年頃の彼女にとって結婚話でさぞ，イライラすることが多い旅行になることは察しがついていた。案の定，旅行から帰るとすぐに電話が入り「こんな旅行やめればよかった」とベソをかいている様子。「でも，飲まないで帰ってこられてよかったわね」と告げた。彼女は，その日のうちにミーティングで旅先での出来事や，

提案を振り切ったことで痛い思いをしたことを話していた。お酒をやめて世界が変わったように感じて，少し偉くなった気持ちになっていたが，家族は何も変わっていないという現実が辛かったようだ。彼女にとって，失敗ではあったものの，実りの大きい旅行となったことだろう。

しかし，以前の私なら自分が不安だから絶対に行かせたくないと脅迫めいたことを言ったりして阻止しただろう。阻止できたからといって，それですべてが達成することはないし，完璧でもない。そんなつまらない価値観ではないということだ。自分の不安を解消するために先回りしてやることや，自分が無能だと思われることがいやだから無理してでもその日のうちに仕事をかたづけること，「わからない」とか「それは私には無理。そればかりは，どうしてあげることもできない」ということが言えなくなること，このように相手や，相手にどう思われているかということばかりを基準においていると，いつか自分がわからなくなってしまい，風になびく葦のようになってしまう。

■二つの立場の間で

このような共依存を招かないようにする方法として，セルフケアであるミーティング（自助グループ）に出席することが大事である。ミーティングに出席し，自分の正直な話をして分かち合うことで，今の自分がどのような状態であるのか，何が問題であるかが見えてくる。ここでまた生じる問題が，「二つの帽子」をうまくかぶれないということだ。私の出席しているミーティング場に，通所している人が同席することが多々ある。施設の中ではスタッフという立場で彼らと接しているが，夜のミーティング場では彼らと変わらない1人のアルコール依存症者になる。要するに，スタッフとしてではなく今の自分を彼らと同様にさらけだすことになるが，どうしても，スタッフという皮を脱ぐことができずに，気がついたら自分の弱さを正直に彼らの前で話せなくなっていた。

そのためしばらく通所者が来ないような遠くのミーティング場を探し歩いて出席していたが，あるとき，自分が何をやっているのかがわからなくなってしまった。そして，こんなことをしていても自分が変わらないということに気づき，思いきってみんなの前であらいざらいぶちまけたが，次の日，仕事に行くと何も変わっていない通所者たちがいた。

いったい何を私は考えていたかというと、スタッフの威厳を保ちたいと思い、彼らには弱さを見せてはいけないと思っていたようだ。私がスタッフだと、一線を超えさせないように無理に線を引いていなくても、彼らの方がきちんとスタッフと通所者という線を引いているようだ。それ以来というもの、私は「スタッフなんだから」という枕詞を捨てて、ありのままの自分で彼らに接することにした。すると、親近感も生まれとてもいい雰囲気で過ごすことができている。しかし、プログラムについてだけは揺るぎない姿勢で彼らと向かい合っている。「よくないことはよくない」と言い、「いいことはいい」と。

今では、自助グループでも、施設でもありのままの自分でいられるようになった。彼らとかかわることで、多くを学び成長させてもらえるような気がする。ケアすることはイネイブリングではなく、飼いならすことでもない。回復者であるというこの特殊な関係がセルフケアをすることで避けることができ、彼らとかかわることで自分をよくも、悪しくも知ることができる。彼らは、私にとって過去の自分を思い出させ、自分を成長させるための鏡である。

解説　対人援助職の共依存

●……遠藤優子（遠藤嗜癖問題相談室）

対人援助サービスに対するニーズの広がり

　対人援助サービスの仕事は現在最も注目される職業の一つである。高齢化における介護の問題など，すでに顕在化している問題も多い。そこでは高齢者のように直接的に援助サービスを必要としている人々も増加しているが，そうした高齢者を介護する立場の人々に対しても心身ともに援助・サポートする必要があり，援助に対するニーズは同心円的に増加しているのである。さらに，教育現場の荒廃等子どもたちを取り巻く問題や，虐待・夫婦間暴力・離婚・自殺の増加等，個人や家族の問題も際立ってきている。潜在的な援助のニーズは今後一層掘り起こされてくるものと思われる。こうしたニーズに対応して，医療・教育・福祉といった現場で物・制度・施術等のこれまでの中心的なサービスに加えて，より直接的に人と人とのかかわりそのものによるサービスが求められるようになってきている。しかし日本における援助専門職の教育において，人間理解や対人関係を安全で円滑なものにするための専門的職業的スキルの教育はこれまで決して発達しているとは言いがたいのが現状である。

人を援助する仕事とその適性

　人を援助する仕事に就こうとするとき最も大切な適性の一つは人に対する関心である。基本的に人が好きで，それもある特質や局面にではなく，全人的に「その人」に関心をもつことのできることが重要なのである。そうした適性をもつ人が対人援助の仕事に興味をもち，魅力を感じて，職業選択することが多いのである。それは基本的にこの仕事を続けていくことの動機とエネルギーになるのであり，援助者にとっても対象者にとっても必要で大切なことといえる。人の変容・成長を喜び，人を助けて喜ばれることを喜ぶことができるという特質は，実はそう誰でもがもっているものではないのであり，この特質をもつ人が対人援助職の適性をもつ人といえるのである。しかしこの特質は個人生活に

おいてはその人の個性として許容されるものだが，ひとたび職業としての対人援助となると，しっかりとしたセルフコントロール・セルフマネージメントを必要とするのである。自分の傾向を知り，それが対象者との関係に与えている影響をその都度アセスメントし，意識化して，専門的援助の行動・対応をしていくことが求められているのである。こうした援助者側の内的プロセスなしでは，単にお節介・世話焼きとして終わることにもなりかねないし，のめりこみになる恐れもあるのである。

援助職者の特質と共依存的傾向

　前に述べたような援助職者の適性である特質は共依存的傾向ともいえる。しかしすべての適性のあるものが共依存的というわけではない。人に関心をもち，人を助けて喜ばれることに喜びをもつことは，それ自体が病的というわけではない。そのような感性を，健康な自己愛をもっていて自立的でありつつもつことができている人もいる。本来人を援助する仕事というのは，健康な成熟した自我をもっていて，なおかつ前述したような援助職の適性をもつ人が望まれる仕事なのである。つまり，健康な自己愛・自己尊重感なしに他者を助けることや他者のためにすることが危険なのである。それによってその人がよくなっているかのように見えたり当事者や周囲の人々に感謝され喜ばれることで，それを単に他者と共に喜ぶというのではなく，そのことで自己のアイデンティティや存在の価値を感じることにつながる危険性をもっていることになるのである。このように，他者とのかかわりに依存して自己のアイデンティティや存在価値を得ることがパターン化することが共依存であり，対人援助の職業ではこうした依存のパターンを満足させうる立場になりやすいことが問題となる。それは単に援助者側の内的問題にとどまらず，境界のない必要以上の援助やかかわりになって対象者の自立や成熟をも阻害する危険をもっている。こうなると職業的援助者がイネーブラーになっていることになる。まさに，対象者にとっての不利益をもたらすことになるのである。

　現実には，こうした共依存的傾向が援助職者に多く見られるのが事実である。これに関しての厳密な調査が行われているわけではないが，多くの臨床家がアルコール問題やギャンブルの問題のある夫をもつ妻や青春期問題行動のある子

どもをもつ母の職業として目立つものに看護婦をあげている。

　アメリカにおける調査では，こうした援助職者の共依存傾向を報告しているものもある。それらの報告では，共依存傾向をもたらす基盤としての原家族における問題の有無や，そこでの役割行動を見ているものがある。それらによると，例えばソーシャルワーカーの3分の2以上が原家族内でケアの提供者や調停役等の役割をとってきたという報告や，ソーシャルワークの修士課程の学生の約半数がアルコール問題のある家庭の出身であるという報告がある。また，看護者の75〜90％が未解決の問題を抱えており，少なくとも80％は原家族に虐待や嗜癖や精神疾患があるという報告もある。

　筆者の臨床的印象としても同様のことがいえる。さまざまな嗜癖問題で，妻・母という立場で来室するクライエントの中でやはり看護婦が目立つ。そしてカウンセラー志望で実習に来る学生の中にACアイデンティティをもつ者が多いのは事実である。こうした個人生活における共依存的傾向は無意識にその個人の対人関係態度にあらわれていると考えられるので，職業上の対象者との人間関係においても影響をもたらしている可能性は否定できないのである。

職業上の援助関係における共依存のもたらす問題

　職業上の援助関係において，援助職者がもつ共依存的傾向はその援助態度と対象者との関係性に大きな影響をもたらす。基本的にどのような援助の場面においても共通する目標の一つは対象者の自立と成熟にある。ここでいう自立とは，その個人のもつ力を最大限に引き出して達成されていく水準を指すのであって，その個人の望む豊かな生活・生き方に反映されていく。そしてその対象者個人の自己決定に基づくものであることは当然のことである。その目標を達成していくときに最も重要なことは，対象者の人としての尊厳が守られていることである。援助関係が共依存的になると個人境界があいまいになる。共依存的傾向をもつ援助者は対象者の成長が自己の価値を決めるものになるため，無意識に援助者の考える目標を対象者に押しつけることが多くなる。それによって対象者の自己決定は踏みにじられることになる。また，かかわりそのものが自己の価値を決めるものであるために，援助者側が関係に対して強迫的となりしがみつきが起こるが，これは意識されない。いずれにしても援助者にとっ

ては対象者とのかかわりや対象者の有りようが自己価値感につながるもので，表面的には対象者のニーズによって起こっている関係であるが内的には援助者の必要を満たしていることになり，援助者による援助関係の乱用が起きていると考えることができるのである。ここでは対象者の尊厳は完全に無視されていることになるが，このことに援助者自身も対象者も気づきにくく，あたかも親身な援助関係であるかのような誤解が生じるのである。しかもこうした関係がパターン化すると，対象者は無意識に援助者のために自分がよくなることを選択していくようになるため，援助はさらに対象者自身のためのものではなくなり，うまくいかないことがあると対象者は必要以上に自分の責任としてとらえてしまいやすい。こうなると援助関係において表面と内面での役割に逆転が起きていることにさえなる。結果的に対象者の尊厳は踏みにじられているのであり，最も重要な問題がここで起きているのである。援助関係そのものの質が問われるのである。

　また，対象者の尊厳と自立が阻害されるばかりでなく，援助関係における共依存は援助職者にとっても極めて危険な状態をもたらす。のめりこみ・巻き込まれといった状態から生じる強迫的な援助行動は大変疲れるストレスフルなものである。しかも一時的にはよい展開になっているように見える援助関係と対象者の状態は，結局は意味がないどころか有害であったことが徐々にあらわれてくることになる。そして援助者は自分の援助が実りのない繰り返しにすぎないと感じたときに，一気に身体的にも心理的にもエネルギーが減退するのを体験することがある。これがいわゆるバーンアウト＝燃え尽き症候群といわれるものである。これによって援助の職をやめていく，やめざるを得ない人も少なくない。このことはその援助職者個人にとっての危険であると同時に，援助職者人口の伸び悩みやベテランの不足を作っていくことになる。それはひいては援助を必要とするニーズをもっている人々や社会にとっての損失になることである。

職業上の援助関係における共依存的関係と嗜癖行動の特徴

　職業上の援助関係において共依存的関係の生じる危険性は，医療・教育・福祉といった現場でカウンセリング的機能をもったかかわりを実践する際の二者

関係の密室性や，看護や介護においては物理的距離の近さ，タッチングが関与している。しかしこうした関係のあり方や接触のもち方はこれらの職業においては必要不可欠の要素であり，避けては仕事が成立しないことである。ここに難しさがある。

職業上の援助関係では個人生活における共依存よりも底つきが遅れる傾向がある。時間的・空間的接触が援助者にとっては職業時間内に限られているので問題が表面化しづらく，当事者同士も問題に気づきにくい。援助者にとっては，職業的関係であるということで自己の問題として考えるよりも対象者の問題としてとらえることが容易なためより完璧に否認されやすく，破綻がこないことから継続されやすいという特徴がある。しかし，共依存症者が示す嗜癖行動である関係嗜癖（relationship addiction）と世話焼き嗜癖（care addiction）はともにはっきりとあらわれる。

関係嗜癖は時間的・物理空間的・心理的に距離がとれなくなって，認知・感情・行動のいずれの面でも対象にのめりこみ，客観的・現実的なゆとりある対応がとれなくなる。そのため，対象との境界が侵犯されやすく相手の尊厳も自分の尊厳も守った行動が阻害される。相手の言動に巻き込まれやすくなり，そのときどきの相手の態度・言動に反応して対処してしまいがちになる。このことは援助者のアセスメント能力を極めて低くしてしまう。具体的には，特定の対象者のことが気になって職場を離れても心を惑わされていたり考え込んでしまうといった「とらわれ」の状態になることがある。また，特定の対象者に対してはなぜか怒りや悔しさ，かわいいとか大事といった感情を強くもってしまうとか，魅力を感じたりといった，陰性・陽性のいずれにも逆転移が認められることがある。こうした状態は，人と人との関係である以上，職業的援助関係でも程度の差はあっても必ずといってよいほど誰でもが体験していることである。その際に，自分のこうした状態に対して自覚的・意識的であって，援助関係に悪影響にならないように自分で注意しセルフコントロールができているか否かが問題となるのである。

世話焼き嗜癖は相手をケアすることによって得られる評価を自己の承認欲求を充足するための道具としてしまう状態である。したがって，相手をケアすること自体を乱用することになる。援助者に最も多く見られる状態であるが，有

効で積極的な援助関係との見分けがつきにくい。過剰に保護的であったり，指示的であったり，時には代行してしまうといったことが見うけられる。またこうした世話焼きは，対象者への過剰な関心や自責感のあらわれであったり，対象者の状態に対する自己の不安の解消のためであったり，対象者の要求を脅威として感じて適切な拒否ができないことであったり，関係嗜癖の反映として生じていることもある。ケアが対象者の現状に対して必要な最小限になっているか，限界は共有されているか，ケアがその後の対象者の成熟に寄与する形で活用されているかといったアセスメントがそのときどきの関係を力動的に扱う形で行われていることが，この分岐点となる。そのためには上記の関係嗜癖に陥ってアセスメント能力が減退している状態では常に世話焼き嗜癖に陥る危険性をはらんでいることになる。

　いずれにしても重要なことは，対象者の自己決定と，健康性を最大限に生かした生き方・生活が実現できることや自立的であることが侵されて，援助者のコントロールによる関係になってしまいやすいことである。こうしたかかわりや援助は援助者による問題や病気を支える行動であり，イネーブリングといえる。援助者が問題や病気の支え手＝イネーブラーになる危険性は常に身近にあり，援助者自身が意識化し自己点検していくことが必要である。

対人援助職を目指す人への教育

　対人援助を実践する職業の領域は多岐にわたる。したがってこうした職業を目指す人々も大変な数にのぼるし，教育機関もシステムもばらつきがあるのは致し方のないことともいえる。しかし，援助関係において病的関係である共依存関係が生じやすいことについてすべての援助職を目指す人が知っておく必要がある。それは対象者にとっての不利益をもたらすばかりでなく，援助者自身にとってもきわめて危険であり，自分自身の尊厳が傷つき，仕事上のバーンアウト＝燃え尽きを生じたり，究極には自己の存在への否定や，生きる活力さえ奪いかねない状態に陥る可能性ももつものだからである。

　その際にまず最も重要になるのは援助職を目指す人が自分の適性と傾向をよく知ることである。筆者は看護系と医学系の大学で非常勤講師を務めているが，講義の中でこうした援助職を目指す人々の中に見られる傾向と危険性を話

している。講義の後で必ず数人の学生が「自分はACではないかと思うがどうしたらよいか」と相談にくる。筆者は「自分の傾向と癖をよく知ること、それによって危険な状態に陥ることがないばかりか、かえって優秀な援助者になることさえできる」と説明する。そしてそのためには学生のうちから実習等を通じて定期的なスーパービジョンを受けることと、もしその中で自分が個人的にも回復することが必要だと感じたらできるだけ早くカウンセリングを受けることをすすめている。こうした配慮が、すべての援助職を目指す人々に提供されるような教育と環境が提供される必要がある。

現任者へのスーパービジョン

　現在すでに援助職についている人々にとっては状況はさらに過酷なものといえる。それは援助の仕事を継続するためには不可欠とされているスーパービジョンが今のわが国の状況ではほとんど保証されていないからである。その背景の一つとして、わが国ではスーパービジョンについて誤解があると思われる。スーパービジョンはあくまでも職業上の対人関係とそのスキルに関しての助言と指導に限るものである。それがなぜか個人的な生活や人格にまで踏み込んだ問題を対象にすると思われていて、それに対する抵抗がスーパービジョンの発展と浸透を妨げているように思われる。あくまでもスーパービジョンとカウンセリングをはっきりと分けて理解することが必要である。もう一つがスーパーバイザーの人材不足である。しかし、スーパーバイザーになるためには自分がしっかりとしたスーパービジョンを受けた経験をもつことが必須であり、今のわが国での行き詰まりは実はここにあるといって過言ではない。いずれにしてもスーパーバイザー養成と、スーパービジョンの体制を一般化して日常的に現任の援助職者が受けられるようにしていくことが必要である。

　スーパービジョンで最も重要なことは、アセスメントの力をつけていくことである。これまでのわが国でのアセスメントの考え方には、援助関係における共依存という発想は存在していなかった。そのためアセスメントの対象となるのはクライエントの状況と問題、および人格を含めた病的傾向についてであった。しかしこれらも対象関係の反映として表現される部分が大きいのであって、援助関係がどのようであるのかという力動的なアセスメントが大切なので

ある。その際に援助関係における共依存という考え方は欠くべからざるものである。今後各分野の指導的立場にある人が共依存に対する理解を深め，その視点でのアセスメント能力をもつことが第一である。

そして次に重要なことは，カウンセリング的機能をもったかかわりを進めていく際に必要な面接のスキルをしっかりと身につけることである。専門的技術である援助がこうした専門的スキルに裏打ちされているのは当然のことであり，対象者はそれを信じて援助を求めてくるのである。ところが現実には現任の援助職者はこうした教育をほとんど受けないまま経験によってのみ面接やかかわりを実践しているのである。そのため困難なケースや状況に直面した場合，援助職者はどうしても自分の個人的な熱意によって問題を打開しようとしがちになり，これがより共依存的なかかわりを助長してしまうことになるのである。面接のスキルを身につけることは必須なことといえるが，その機会が個人の努力に頼るのでなく，今後はシステムとして保証されるようになることが望まれる。

上記のアセスメントと面接のスキルは二つが表裏一体であり，相互に関連して十分な機能的な専門的援助を展開できるようにしていくものなのである。しかもこうした内容の習得は自分が現実に抱えているケースに照らして実感をもってイメージしつつ学ぶことが必要なのである。それを実現できるのがスーパービジョンであり，その重要性がより広く理解されることが望まれる。

さらに，援助関係が密室性をもつものであればあるほど，チームとしてのかかわりやネットワークの一部としてのかかわりという理解を援助者も対象者もきっちりともち実践していくことが大切である。そして援助者は援助プロセスに対して常に意識化していくために，記録を十分にとるといった仕事の仕方が必要である。

こうしたスーパービジョンや意識化された仕事を通じて自分の共依存的傾向を知りそれを変容させていくことができるのであり，さらに自分の傾向を知りつつ援助関係に影響が出ないようにしていくことも可能になるのである。その上でもしも自分自身のためにより積極的に回復・変容の必要を感じた際には，たとえ現任の援助職にある人であってもためらうことなくカウンセリングや自助グループを活用していくことである。このような行動が援助職者にとって望

ましいこととして評価されるようになることが，今後のわが国における援助職の共依存をなくしていく底上げの作用になるはずであり，一人ひとりの援助職者に考えてもらいたいことである。

第3章 各分野からみた共依存

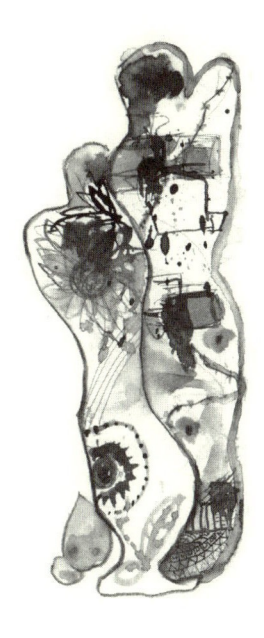

第3章●各分野からみた共依存

1 精神医学の立場から

精神科臨床医の立場からみた共依存
——概念の有用性と限界について
◉……**佐野信也**（防衛医科大学校精神科）

■ 共依存概念とその拡張化への批判

　嗜癖という現象は矛盾と両義性に満ちている。だからそれを扱う嗜癖臨床が逆説に彩られている[20]のも当然といえば当然である。

　共依存を人間関係に関する嗜癖[1,3,10,22,25,31]ととらえるならば，ここにさまざまな矛盾が看取されることも不思議ではないだろう。端的な例を挙げると，共依存者のもつ自己犠牲的・愛他的な献身的態度の基礎にある徹底した自己中心的原理であり[23]，パートナーからの激しい暴力を甘受し全くの無力状態に陥っているかに見えるバダード・ウーマンの，自分こそパートナーの態度を変化させることができる唯一の人間であるという強迫的な思い込みである[30]。「共依存」を定義づける多くの研究者は，「自己評価の低さ」を彼（女）らの特徴の一つとして例外なくあげている（表）が，自己評価の低い共依存者が，「パートナーをコントロールしようとする欲求と努力」を同時に備えているという指摘も，にわかには理解しがたいことである。

　精神医療の中では辺縁にあり，「生物学的精神医学」だけでは御しきれないことの最たるアルコール臨床という領域から生まれ，イネイブラー，コ・アルコホリックという概念を経て洗練されてきた共依存という概念は，もはや「アルコールや薬物などの嗜癖者のパートナー」という条件を必要としない，対人関係の病理として純化され拡大適用されつつある[1,2,3,22,23,31]。このような流れの行き着いたところに，「他者によって自分の欲望を定義されることを必要とする生き方」という社会学者Giddensの見解[8]が参照されることになる。こうした概念の汎化や抽象化はなるほど本質をとらえて見事ではあるが，逆にそこから演繹される特徴はきわめて多岐多彩なものを含むことになり，Beattie[1]やSchaef[25]のモノグラ

共依存症の定義と症状（Ⅰ）［文献14を基に一部追加・変更して作成］

研究者	定　義	症　状　／　特　徴
Woititz (1979)	・共アルコール症	①抑うつ，②不安，③低い自己評価，④過敏性，⑤拒絶される恐怖，⑥イネイブリング，⑦恥辱感，⑧否認
Whitfield (1984)	・共アルコール症とは，アルコール依存症者と暮らすことに伴う不健康さ，適応不良，問題のある行動や機能不全行動である。	①抑うつ，②不安，③怒り，④アルコール依存症，⑤過剰な罪責感，⑥摂食障害，⑦自己卑下，⑧自殺のそぶり
Wegscheider- Cruse (1984)	・共依存とは，アルコール症家族の成員すべての中に存する基本的な病であり，嗜癖をもつ家族成員の生活に影響を与えようとする強迫的な試みとして顕在化する。	①抑うつと悲哀，②他者のために責任を負う，③恥辱感，④怒り，⑤低い自己評価，⑥過敏性，⑦拒絶される恐怖，⑧物質乱用，⑨強迫性，⑩心気症
Schutt (1985)	・アルコール依存症者をその飲酒行為の結果に直面させないままにする，配偶者の妻によりとられる保護的態度。	①低い自己評価，②抑うつ，③恥辱感，④完全主義，⑤消極主義，⑥ストレス関連性の疾患
Larsen (1985)	・薬物依存症者との病的な関係性に随伴する学習された自虐的な行動。	①低い自己評価，②対人関係上の問題，③依存性，④葛藤の回避，⑤責任を過度に引き受けること
Schaef (1986)	・多様な形式や表現型をとる疾患であり，嗜癖的プロセスと名付けられる疾患プロセスから生じてくる。この嗜癖的プロセスとは不健康で異常なものであり，その前提，確信と霊的自覚の欠如は進行性の非生命的プロセスにつながる。	①低い自己評価，②殉教者的態度，③自己抑圧的な他者への従属，④自己犠牲的な他者への献身，⑤ストレス関連性疾患や自己破壊的行動，⑥他者を依存させるための努力，⑦嗜癖行動，⑧見捨てられ恐怖から生じるだまされやすさ
Beattie (1987)	・共依存症者とは，特定の他者の行動に左右されており，自分が相手の行動をコントロールしなければならないという強迫観念にとらわれている人のことである。	①他者の世話焼き行動，②低い自己評価，③自分の感情や考えの抑圧傾向，④強迫観念，⑤他者のコントロール，⑥事実の否認，⑦依存傾向と見捨てられ不安，⑧不適切なコミュニケーション，⑨他者との境界の曖昧性，⑩他者不信と不適切な他者盲信，⑪障害された怒りの感情，⑫健全なセックスが困難，⑬両極端な行動，⑭種々の精神症状，自傷他害的行動，嗜癖
Mendenhall (1989)	・不適応行動を招くような他者の生活への思い入れであり，（嗜癖者と暮らすことからくる）ストレスに起因して生じる。	

第3章●各分野からみた共依存

共依存症の定義と症状（2）

研究者	定　　義	症　状　／　特　徴
Cermak (1986)	◇本質的特徴 1. 明らかに思惑外れの結果を突きつけられても，自己および他者の感情や行動に影響を与えたりコントロールする能力に自己評価を賭けるのが常である。 2. 自分自身の欲求を自認することなしに，他者の欲求を満たす責任を引き受けること。 3. 親密になったり，別れるという状況下で不安が生じたり境界が歪むこと。 4. パーソナリティ障害，薬物依存症，あるいは衝動性障害を有する他者とのエンメッシュされた関係にまきこまれていること。 ◇以下の3項以上 　1)過度の否認，2)情動の狭窄（あるいは情動の激しい爆発），3)抑うつ，4)過度な警戒心，5)強迫，6)不安，7)物質乱用，8)身体的または性的虐待の犠牲者となったことが何度もある。9)ストレス関連身体疾患への罹患，10)2年間以上薬物乱用者と直接的関係にありながら外部に援助を求めていない。	①拒否することに耐えられないこと，②過剰な自己批判，③もめごとの回避，④強迫性，⑤親密になることの難しさ，⑥低い自己評価，⑦診断基準にあげてある諸症状
Subby (1987)	・感情の開放的な表現を妨げる圧制的なルールに長期間さらされた結果発展してくる情緒，心理，行動各々の特徴的なあり方。	①依存性，②過覚醒，③低い自己評価，④承認欲求，⑤対人関係上の問題，⑥恥辱感，⑦完全主義，⑧表現している感情を自覚することの難しさ
Pia Mellody (1989)	A．中核症状 1. 適度な水準の自尊心を経験することの困難（自己を愛せない） 2. 対人関係上の機能的な境界設定の困難（自己を守れない） 3. ほどよい自己同一性をもてない 4. 大人としての欲求と希望の相互依存的な表現の困難（自己ケアができない） 5. 適切な現実認識と自己表出の困難（年齢や状況にふさわしい行動がとれない）	B．二次症状 ①相手に陰性の反応を惹起させるような他者コントロール ②自己評価の回復手段としての恨み ③スピリチュアリティの障害（他者のハイアーパワーであろうとするか，他者をハイアーパワーの位置に置く） ④嗜癖または心身の障害 ⑤親密性にかかわる困難性

（米国）共依存の全国会議 (Laign, 1989)	・強迫的行動や他者からの是認への苦痛に満ちた依存パターンであり，安全感や自己価値や自己同一性を見いだそうとする試みの中に認められる。	
斎藤学 (1995)	・他者によって自分の欲望を定義されることを必要とする生き方 （Giddens, A を援用）	①否定的エンメッシュ，②恨み，③スピリチュアリティの障害，④嗜癖と心身の障害，⑤親密性からの逃走

フに列挙されているような100を超える「症状」や特徴から全く自由である個人はいないというべき状況にも立ち至っている。このことから，われわれの社会が「嗜癖プロセスに基礎づけられた白人型社会」とか米国以上の「共依存型社会」であるとの現代日本の社会病理への考察へつながってもいくわけであるが，当然のことながら，こうした一種のoverinclusionに対する批判がある。

例えばHarper[12]らは，共依存概念が形成されてきた歴史をたどりながら，それが構成概念妥当性に関する科学的な検証を受けていないにもかかわらず，嗜癖者のパートナーの病原性が強調された形で無批判に乱用されている危険を説く。共依存概念を批判する者の論点はおよそ以下のようである。①一貫した概念の範疇化が確立していない。②嗜癖者のパートナーの属性として取り出されたために，アルコール依存症概念の医学化（疾患と見なす考え方）と相まって嗜癖者本人を免責すると同時に，嗜癖者のパートナーをスティグマづける含意が強い。③概念の拡張や一般化は，嗜癖臨床を生業とする心理臨床家やソーシャルワーカーの活動領域の拡大欲求を背景にもつ—すなわち共依存からの回復を謳う「治療」とは，必ずしも正統な精神医学の教育訓練を経てきたわけではない，回復者を核とする「準専門家paraprofessional」を含む大勢の「大衆心理学者pop-psychologist」によって実行され，一大治療産業を形成して彼らの糊口の資となっている。④「共依存」をキーワードにした心理療法が果たして真にクライアントに有用であるか確認されていない—この延長にはシステム論的家族療法への挑戦である社会構成主義に基づく治療理念や，自立や分離に優先的な価値を置く「男性型」自己の発達プロセスとは異なる女性独自の発達プロセスの存在を認め，女性における共感性の発達を肯定的に評価する「関係内自己」概念を基礎とする新しいフェミニズム家族療法などの立場からの提言がある。

第3章●各分野からみた共依存

「共依存」の精神医学

CermakとWhitfield

英語圏の嗜癖専門雑誌に発表される共依存関係の研究に，精神科医はほとんど登場しておらず，心理臨床家や教育心理学関連の研究者による報告がほとんどを占めてきた。わずかに名前があがるのが，Cermak, T とWhitfield, CLであり，ともに精神分析学を援用して共依存の発生を力動的に説明し，諸特徴を記述している。この2人の議論は，A1-Anonなど自助グループにおいてすでに定着している嗜癖者家族への教育原則を，パーソナリティの対象関係論的発達理論に則って後追い的に解説している印象も免れないが，アディクション・アプローチと伝統的な精神医学を架橋することを目指す貴重な試みであるので概略を紹介したい。

Cermakは[3,4]，共依存がDSM基準のⅡ軸（パーソナリティ障害）に採用されることを企図した操作的定義を作成し，その発生機制を自己愛の補完物として説明している。彼によれば，共依存と自己愛はともに，早期の発達過程における養育者との共生的段階で生じるものであり，分離―個体化段階へ進む上での阻害要因となる。ここでいう自己愛とはKernbergの[16]「病的自己愛」に準じたものである。養育者との間で適切な「鏡体験」が達成されないと，自己愛傾向かあるいは共依存傾向が発展する。自己愛的な人は，他者の中に映し出された自分自身の側面を見ることによってしか他者とかかわっていけないが，共依存的な人は，他者の欲求を自分の中に映し出すことによってかかわっていこうとする。発生力動としては，養育者が子どもの能力（承認欲求）を受け入れず，子どもの価値を親自身の承認欲求の反映としてしか強化しないならば，その子は共依存傾向を発展させることになる。これと対照的に，もし親が子どもの能力を保証しながらも親に関する子どもの理想化イメージを否認するとしたら，その子は自己愛パーソナリティ構造を発展させることになる。Cermakは，どんな人でも共依存的および自己愛的傷つきの両者をいくらかずつ被っていると考えているが，通底するプロセスは表裏の関係にあり，したがって，共依存と自己愛は相補的関係にあるとされる。

臨床的には，自己愛パーソナリティ者のあからさまな自己中心性や誇大性と共依存者の世話焼き行動などの表立った他者中心性とはいかにも対称的に見え，Cermakの理解は的を射ているように思われる。しかし，オーストラリアの心理学者Irwin[15]は，「自己愛傾向は共依存傾向の予測因子としては阻害的に作用する」という仮説を立ててCermakの見解を検証した結果，自己愛パーソナリティ傾向の評価尺度によってはこの仮説は成立しなかったと報告している。彼女はその理由として，自己愛というものが複雑な諸相をもつパーソナリティ領域であるため単一の評価尺度では測り難いことを挙げる一方，Cermakの考察が正しいにしても，自己愛のどのような側面がどのように共依存と関係しているのかを追究する必要性を述べている。

　Whitfield[31]は，MastersonやWinnicottら分析家の「リアルな（真の）自己」「偽りの自己」などの概念を借りて次のように述べている。

　　嗜癖問題を始めとする種々の困難を抱える「機能不全」家族に生育する子どもが体験せざるを得ない「見捨てられ不安」や「恥辱感」と，それらを基盤として生じる深い空虚感とを防衛するために発展した「偽りの自己」が共依存の核をなしている。真の自己から疎外された偽りの自己，すなわち共依存自己は，他人が望むものに焦点を合わせそれに過剰適応していく。偽りの自己は，交流分析の用語を用いれば「批判的な親」である傾向を示し，楽しみを避け，「強い」ふりをする。彼はこのような共依存の発展プロセスをIceberg（氷山）モデルとして提示しているが，彼の唱える共依存の病原因子には広い範囲の家族内外傷体験が含まれており，こうしたことも概念の厳密性を求める伝統的精神医学の立場から懐疑の目を向けられる理由となっているだろう。Whitfieldの理論を裏付ける最近の調査報告[5,9,14]もあるが，批判者も多く，例えばFischer[7]らは共依存傾向が原家族の機能不全パターンと何ら統計的関連性をもたないと主張し，先に引用したIrwin[15]も，測定可能な子ども時代の広範囲の「外傷」のいずれとも，さらにアルコール依存症の親と暮らしたどのような影響とも，成人後の共依存傾向は相関していないことを190名を対象とした調査により結論づけている。このように一致した見解が得られていない現状を考慮すれば，幼少期の心的外傷と共依存傾向の関連性を治療の中で取り上げるに際しては，一般化を避け，個々のケースごとにその背景事情を詳らかにしていく慎重さが必要であろう。

第3章●各分野からみた共依存

そして研究者には，どの時期にどんな種類の心的外傷（暴力的な外傷かニグレクトのような愛着欠損タイプの外傷かなど）が存在することが後の共依存傾向と関連しているのかのみならず，共依存傾向の発展を抑止する保護的因子は何かという点に関しても，コントロールされた調査が求められている。

「外傷性結合」と共依存

外傷性結合（traumatic bonding）とは，暴力や虐待の被害者が加害者に対して発展させることがある逆説的な愛着形式である。この現象への注目は戦争中の強制収容所から解放されたサバイバーに対する観察から始まるが，1973年にストックホルムで起きた銀行強盗事件の人質にこれが認められたことから「ストックホルム症候群」として有名になった。[26] この現象は，人質や虜囚の生き残りをかけた無意識のCoping styleとして理解が深まったが，暴力亭主と殴られ妻のカップルのごとく，必ずしもそこから離脱する自由を完全には奪われてはいないように見える関係にも全く同様に生じているとの報告が続いた。

暴力的なパートナーをもつ女性を対象とした調査に基づいてDuttonら[6]は，外傷性結合が生じる要因として，①力の不均衡と②親切さと苛酷さが断続的に交替する（加害者の）対応を強調している。Grahamら[11]もストックホルム症候群を暴力的人間関係一般に根ざすものととらえる立場から，加害者（支配者）と隔離・圧制下にある囚われた者との対人力動が囚われた者の中に内在化され，その後の対人行動様式として一般化される可能性を述べている。

嗜癖問題家族では暴力やニグレクトなどの児童虐待が高率に発生する。[27] Cermak や Whitfield の述べるように，子ども時代の心的外傷の帰結の一つとして共依存傾向の発展を理解できるとしたら，共依存者がしばしば自分に加害的に振る舞うパートナーを一度ならず選択する傾向[10]は，当初は虐待的な養育者との間に成立した外傷性結合が後の人生における対象選択の下敷きになっている可能性が考えられる。

この視点からの研究，すなわち児童虐待等の持続的心的外傷が後の対人関係

に与える影響に関する研究は，PTSD（posttraumatic stress disorder；心的外傷後ストレス障害）という特異な診断カテゴリーがDSM-Ⅲ（1980）へ採用されたことにより，最近までに膨大な成果を産み出している。PTSDの研究者は専ら医師であり，外傷の「反復強迫」の生物学的基盤に関する研究は，そこで共依存という言葉は一切用いられていないが，医学的立場から共依存を説明するのに役立つように思われる。Herman[13]の迫力ある記述を借りれば，「暴君的支配の風土（虐待家庭）の中で成長する児童の方が，成人よりもなおいっそう，虐待し無視する者への病的愛着を起こしやすく，さらに児童は自分の幸福，自分の現実，自分の生命の犠牲をもいとわずこの愛着関係を失うまいとする」。このような被虐待児は癒しがたい罪と恥の意識を深く内在化し，彼らがかろうじて肯定的な自己規定を保持できることがあるとしたら，それは極度の自己犠牲によってのみであるとのHermanの記載は，Whitfield[31]の述べる共依存自己の存在様式と重なるものである。

以下は，Hermanの共同研究者でもあるvan der Kolk, BAによる長文の総説「トラウマの反復強迫」（1989）[29]からの要約・抜粋である。この論文では，深刻な外傷を受けた人が，後の人生でなにゆえに同様の外傷的環境（関係）に自らを追い込む傾向を示すかという点に関して，多数の研究（引用省略）を渉猟してその生物学的根拠に迫っている。

　　外傷を被った多くの人びとは，強迫的に元の外傷を想起させる状況に身をさらす。
　　行動上の再演behavioral re-enactmentにおいて，自己は犠牲者か侵害者の役割を演じうる。それらは，①暴力的な犯罪者がしばしば子ども時代に身体的ないし性的虐待を被っているという調査結果に示される「他害行為」，②被虐待児に共通してみられる自傷行為やアルコール乱用，拒食などとして表現される「自己破壊性」，③強姦被害者が再度強姦に遭う確率の高さや，子ども時代の近親姦の既往のある女性では夫婦間の暴力被害者となる率が倍増する事実などに示される「再犠牲化」—などとして現出する。
　　外傷犠牲者の虐待体験の内在化のされ方には性差がある。虐待を受けた男性は攻撃者に同一化する傾向があり，後に侵害者として振る舞う傾向があるのに対し，虐待を受けた女性は虐待的な男性に愛着し，自らや自分の子どもがさらに犠牲を受け

ることを許容する傾向があることが指摘されている。…早期の虐待と愛情剥奪にさらされたヒト以外の霊長類も，大人になって仲間との間に暴力的な関係を形成しがちである。ヒトにおけると同様，オスは過剰に攻撃的となりがちであり，メスは危険から自己自身や子どもを保護し損なう。…暴力や養育怠慢に早期からさらされた人はそれを一つの生き方として期待するようになる。彼らは親の慢性的な無力感，父親の愛情，暴力の暴発とを交互に体験し，それらのコントロール不能性を学習する。大人になると，彼（女）らは愛と有能さと模範的な行動で過去をやり直そうとして，それに失敗すると，その状況を自責によって理解しようとしがちとなる。

アルコール依存症者の配偶者がアルコール依存症者の娘である率が高いという報告があり[17,21]，アルコール依存症者や虐待者との結婚生活が破綻した後またも同様の男性と結婚する女性臨床例[10]にもわれわれは事欠かないが，これらは外傷的生育史に由来する外傷性結合（対象選択）の表現である可能性が示唆されるわけである。さらに外傷への生物学的反応として以下のような観察所見があり，さまざまな生物学的異常が想定されている。

回避不能な不快な出来事への曝露は動物において広範な行動上のおよび生理学的効果を有し，それらには，①新たな逆境から逃れるという学習の欠陥，②新たな選択肢を学ぶ動機の減弱，③慢性の主観的苦痛感，④腫瘍の発生しやすさと免疫能の抑制，が含まれる。これらは外傷性ショックそのものの結果ではなく，ショックを終結させようとするときにその動物が体験するコントロール欠如の感覚から生じる無力感の帰結なのである。

動物では，回避不能な恐怖体験により，いくつかの神経伝達物質系が障害されることが示されている。安静時には脳脊髄液中のノルエピネフリンは低値であるが，ストレスを受けた個体では高度の上昇を示し，これはセロトニン系の調節障害と関連している。セロトニンは他の神経伝達物質の活動に影響し，同時に情動反応，とりわけ覚醒度と攻撃性の微調整に関与している。動物においてもヒトにおいても，外傷化は内因性のオピオイド（麻薬様物質）系の調節障害を惹き起こす。

ヒトのアタッチメントは部分的に内因性の麻薬様物質に媒介されるということに関する証拠がかなりある。親密な行動の維持に最も深く関与する脳の領野はまさに

オピオイドレセプターが最も豊富に分布する場所でもある。

　子ども時代の虐待やニグレクトは過覚醒状態を長期にわたって生じやすくし，社会的次元では強い感情に対する調整能力の減弱としてあらわれる。児童虐待被害者では，子ども時代に良好なケアを受けた人に比べると，安寧を得るため必要な内因性オピオイドを活性化させるのに，はるかに高度の外的刺激を要することがある。これらの犠牲化を被った人々は，外傷を想起させる状況への強迫的再曝露を含む種々の嗜癖的行動によって，過覚醒状態を中和する。

　ここでは，「外傷への嗜癖」が子ども時代の虐待体験の結果として，神経伝達物質の一つであるセロトニン系の異常や内因性麻薬様物質を媒介にして生じていることが示唆されている。子ども時代の被虐待環境に由来して生じる外傷性結合と共依存とは，上記の現象記述からも発生メカニズムからもかなりオーバーラップする現象のように思われる。

共依存「症」か人生上の自由な選択か

　最後に筆者自身の臨床に戻りたい。筆者は自己の臨床経験から，「共依存」という特徴的な対人関係様式が存在することを疑わない者のひとりである。しかしどの研究者の定義にしたがったとしても，"共依存"現象を包含する対人関係の幅は広く，すべてが医療の対象になるとは思われない。人が生きていくには何がしかの幻想と嗜癖的行動をもつことは避けられないと考えるからである。適応的な飲酒習慣とアルコール依存症との境界は自己コントロールが保持されているか否かという点にあるが，この条件からいえば，共依存傾向を有する人の共依存的行動が，相補的なパートナーと出会う（惹き合う）ことによって自己コントロールを離れ，相手に強迫的に絡み合っていくときにその病理性が最も強く発揮されることになる。臨床場面で出会う共依存者はおよそ次の三つの段階に分けられるであろうか。

　第一は満ち足りた共依存者である。まず他者の欲求（期待や願望）を暗黙のうちに読み取り，相手へのサービスを優先する行動様式を示す人は，素朴に考えれば「親切なよい人」と評されるだろう。彼女ら（筆者の経験では圧倒的に女性が多いので）はしばしば頭痛や消化器症状や睡眠障害を主訴として受診し，副次的な悩

みごととして，子どもの反抗的態度に対する困惑や仕事にかまけて話を聞いてくれない夫の無関心を愚痴る。親族の葬式などの実生活上のエピソードに関連して原家族での過去の体験に触れる回想を垣間見せることがあるが，そこに焦点を合わせようとすると，するりと話をかわす。彼女らが本格的に揺れるのは，子どもの脱愛着の表現行動としての種々の問題行動や，配偶者の左遷，不倫などの予期せぬ失態に遭遇し，幻想的に一体化していた「良妻賢母」などの価値規範がそのまま維持できなくなったときである。次にくるのは，自己の対人関係があるパターンにはまってしまうことをある程度自覚し，「男運のなさ」や「頼まれたらいやと言えない自分」を嘆きながらも，どこかでそうした役割を甘受している女性たちである。そして最後は，明らかな嗜癖者やバタラーのパートナーである。

　治療を論ずることは本稿の範囲を超えるが，共依存的行動が何らかの自己の苦悩やパートナーの問題行動とつながっていなければ，われわれ臨床家が口を差し挟む余地は少ないようにも思われる。また，逃れがたい困難な状況を生きていかねばならない人が生き残るために，自らの置かれた状況に対して「この人には私が必要」という解釈を選択している可能性もある。そうなると，問題はその人がそのような選択を行っていることを自覚しているかということと，別の選択肢があるということを知っているかという点—すなわち人生の自己決定という問題に逢着するようにも思われる。

　しかしもう一度眼前の患者に目を移すと，上述の三つのどのタイプに属しているにせよ，その人が選んでいる自己規定がもはや繕えないほどのほころびを見せているからこそ，その人はすり替えられた「症状」を通じてでも「患者」としてそこにいるという事実を無視することはできない。筆者は，患者の自覚的な苦悩が自己の変化を受け入れる痛みを凌駕していると判断されるときを見計らって，これまで述べてきたような情報を患者の語ることに重ね合わせていく治療作業を試みる。しかし，われわれが提供できる「もう一つの人生」に関する情報の確かさと，それを選び直すことを決断したとき患者が失うかもしれないものに思いを凝らすとき，「精神医学」はいかにも無力であることを知らされることになるのである。

引用文献

1) Beattie M：Co-dependent no more：How to stop controlling others and start caring for yourself. Hazelden Foundation, 1987.［村山久美子訳：共依存症—いつも他人に振りまわされる人たち，講談社, 1999.］
2) Bepko C ed.：Feminism and Addiction. The Haworth Press, Inc., 1991.［斎藤学監訳：フェミニズムとアディクション，日本評論社, 1997.］
3) Cermak TL：Diagnosing and Treating CO-DEPENDENCE—A Guide for Professionals Who Work With Chemical Dependents, Their Spouses and Children—. Johnson Institute-QVS, Inc., 1986.
4) Cermak TL：Co-Addiction as a Disease. Psychiatric Annals 21：266-272, 1991.
5) Crothers M, Warren LW：Parental antecedents of adult codependency. Journal of Clinical Psychology. 52(2) 231-239, 1996.
6) Dutton D, Painter SL：Traumatic bonding-The development of emotional attachment in battered women and other relationships of intermittent abuse. Victimiology 6：139-155, 1981.
7) Fischer JL, Wmpler R, Lyness K, et al.：Offspring co-dependency：Blocking the impact of the family of origin. Family Dynamics of Addiction Quarterly 2：20 - 32, 1992.
8) Giddens A：The Transformation of Intimacy. Polity Press, Stanford, 1992.［松尾精文・松川昭子訳：親密性の変容，而立書房, 1995.］
9) Gotham HJ, Sher KJ：Do co-dependent traits involve more than basic dimensions of personality and psychopathology? Journal of Studies on Alcohol 57：34-39, 1996.
10) 後藤健文・中山道規・佐野信也ほか：離婚，再婚を繰り返す一女性例，東京精神医学会誌14：17-21, 1996.［中山・佐野編著：ACの臨床，星和書店, 1998. 所収］
11) Graham DLR, Rawlings EI, Ihms K, et al.：A scale for identifying "Stockholm Syndrome" Reactions in young dating women-factor structure, realibility, and validity. Violence and Victims 10：3-22, 1995.
12) Harper J, Capdevila C：Co-dependency：A Critique. Journal of Psychoactive Drugs 22(3)：285-292, 1990.
13) Herman JL：TRAUMA AND RECOVERY. Basic Books, Harper Collins Publishers Inc., New York, 1992.［中井久夫訳：心的外傷と回復，みすず書房, 1996.］
14) Hinkin CH, Kahn MW：Psychological symptomatology in spouses and adult children of alcoholics：an examination of the hypothesized personality characteristics of co-dependency. International Journal of the Addictions 30：843-861, 1995.
15) Irwin HJ：Co-dependence, narcissism, and childhood trauma. Journal of Clinical Psychology. 51(5)：658-665, 1995.
16) Kernberg O：Object relations theory and clinical psychoanalysis. Jason Aronson Inc. New York, 1976.［前田重治訳：対象関係論とその臨床，岩崎学術出版社, 1983.］
17) Kerr AS, Hill EW：An exploratory study comparing ACoAs to Non-ACoAs on current family relationships. Alcoholism Treatment Quarterly 9：23-28, 1992.

18) MacNamee S, Gergen KJ ed.：Therapy as Social Construction. ［野口裕二・野村直樹訳：ナラティヴ・セラピー，社会構成主義の実践，金剛出版，1997.］

19) 野口裕二：共依存の社会学，こころの科学，No. 59：28-32, 1995.

20) 斎藤学：嗜癖，土居・笠原ほか編：異常心理学講座5　神経症と精神病2, pp. 75-129, みすず書房，1988.

21) 斎藤学：アルコホリック家族における夫婦相互作用と世代間伝達，精神神経学雑誌90：717-748, 1988.

22) 斎藤学：イネイブリングと共依存，精神科治療学10：963-968, 1995.

23) 斎藤学：共依存と見えない虐待，こころの科学，No. 59：16-21, 1995.

24) 斎藤学：依存症に陥る心理的背景と治療，公衆衛生63：82-86, 1999.

25) Schaef AW：WHEN SOCIETY BECOMES AN ADDICT. Harper & Row, New York, 1987. ［斎藤学監訳：嗜癖する社会，誠信書房，1993.］

26) 佐藤親次・小畠秀悟・田中速：ストックホルム症候群，臨床精神医学26：301-306, 1997.

27) 佐野信也・中山道規・後藤健文ほか：ACOAに見られるPTSD症状について，精神科診断学8：217-240, 1997. ［中山・佐野編著：ACの臨床，星和書店，1998. 所収］

28) 上野千鶴子ほか：座談会「明かされた実態と暴力を生む意識」，アディクションと家族，15：246-254, 1998.

29) van der Kolk BA：The Compulsion to Repeat the Trauma：Re-enactment, Revictimization, and Masochism. Psychiatric Clinics of North America 12：389-411, 1989. ［中山道規訳：外傷の反復強迫, imago 7(No8)：176-198, 1996.］

30) Walker LE：The Battered Woman, Harper & Row, 1979. ［斎藤学監訳：バタードウーマン―虐待される妻たち，金剛出版，1977.］

31) Whitfield CL：Healing The Child Within―discovery and recovery for adult children of dysfunctional families―. Health Communications, Inc., Deerfield Beach, Florida, 1987. ［斎藤学監訳：内なる子供を癒す，誠信書房，1997.］

2 臨床心理学の立場から
臨床心理学の立場からみた共依存
●……ジェームス・サック（ルーテル学院大学）

はじめに

　私は「共依存」（co-dependency）を臨床心理学の立場から以下に考察してみたい。

　私の臨床現場は，キリスト教に基づいたカウンセリング研究所である。そこでは広範囲にわたるさまざまな問題を扱っており，私は嗜癖問題専門のカウンセラーではない。

　カウンセリング・ルームでは，当初「共依存」の問題が表面に出ていないことも多いが，実際にカウンセリングが進むなかで，この問題は避けて通れない重要な問題になっていく。なぜなら共依存は，単に個人の問題として存在するだけではなく，家庭や地域社会，職場，さらには社会全般にわたって存在し，影響を与えるものだからである。

　アメリカのある精神保健クリニックでは，抑うつ状態で受診する患者と家族に対して，スタッフが定期的に薬物依存のチェックを行っていたが，全ケースの90％に薬物依存の問題が認められたという。そしてこのクリニックで扱う二つの大きな問題は，薬物依存と共依存だと言っており，今やクリニックでもカウンセリング・ルームでも共依存は主要なテーマとなっている。

　当初，嗜癖問題の焦点はアルコールや薬物・ギャンブルなどの依存症者（addict）にあった。だが，研究が進むにつれて，焦点が依存症者と依存症者を支える者（enabler）との二者関係，つまり共依存に移っていった。そして現在では，家族や友人・知人等でイネーブラー役をしている共依存者（co-dependent）にも，焦点が当たるようになった。私の臨床経験では，共依存者が自分の行動を変えない限り，同じ行動は一生続く。

第3章●各分野からみた共依存

共依存の概念と定義

　共依存はAC（Adult Children）と同じように，医学的な診断名ではない。したがってDSM-Ⅳにあるような診断基準が共依存にはない。また，共依存は複雑なファクターをもっているために，概念規定や定義づけも容易ではない。共依存は連続体なので，一方の極では確かに共依存が存在するが，もう一方の極では共依存が存在しない。すべての人間はこの二つの極の間を行き来しているのである。つまり同一人物でありながら，配偶者といるときの共依存度と友人といるときの共依存度は異なることにもなる。だから特定の人を指して「共依存者だ」というよりも，「今の彼はとても共依存的だ」という表現の方が適切だろう。

　しかし，カウンセリング・ルームで見られる共依存者にはいくつかの共通する特徴がある。以下にそれを挙げてみよう。もちろん，こうした共依存者の特徴はそれぞれが独立したものではなく，皆どこかでつながっているものである。

他者コントロール（control of others）

　共依存の最も主要な特徴は，意識しているかしていないかにかかわらず，他者を強力にコントロールしようとすることである。共依存者は自分がどうしたいか，どう感じたかということに関心を寄せる代わりに，相手の一挙手一投足に自分のすべての関心を集中する。そしてコントロールに成功したと思ったときには，「あの人は私がいないとダメになってしまう」「あの人を救えるのは私しかいない」などと自分を誇大評価する。しかし，ひとたびコントロールに失敗したと思ったときには，極端に自己評価を下げてしまう。なぜなら共依存者にとっては，自分が必要とされないことは，自分の存在そのものが否定されたことになるからである。このことは，依存症者が依存対象に依存しているように，共依存者が依存症者に依存していることを如実に物語っている。

自己中心的思考（self-centered thinking）

　「すべてが私の責任です」という台詞は，共依存者がよく口にする台詞である。二者関係もしくはそれ以上の関係の中で起きた問題であれば，そのうちの

196

ひとりに全責任があるなどということは当然ありえない。しかし共依存者は，本来自分でとるべき責任でないことまで自分でとろうとしたり，とってしまったりする。しかしそれが負担になると一転して，依存症者に怒りをぶつけたり，自己憐憫に陥ったりもする。共依存者は常に自分中心にものごとを考えるために，他者がひき起こした問題であっても，自分に関係しているのではないかと不安になるのである。

この自己中心的思考には，もう一つ問題がある。それは面倒をみること（care-taking）によって，相手の依存心をさらに高めてしまうことである。相手が依存症者であれば，このことはしばしば命取りになる。

自己喪失（loss of self-identity）

共依存者にとっては，どうすることが相手の期待にこたえることなのかということがいつも最大のテーマであり，それが生きがいにもなっている。つまり，共依存者はそれまでの人生を自分のために生きてきたのではなく，相手のために生きてきたということである。そして，共依存者はおせっかい屋であり，自分には何でもなおせると過信している。そのため，非現実的な期待をもち，自分自身の限界も見えてはいない。

共依存の問題をもつひとりの男性クライエントは，私にこう語ったことがある。「鏡の前に立つと確かに私の姿は見えるのですが，そこに『私』が見えないのです」と。このクライエントの場合も他の共依存者と同じように，自分のやりたいことやなりたいことがわからないと訴えていた。

低い自己評価（low self-esteem）

面接場面で共依存者に共通するものは，低い自己評価である。客観的に見ればうまくやれたことであっても，本人は不満をもっていたり，たとえわずかな失敗であっても極端に傷ついてしまったりする。

こうしたことは，共依存者の完全主義やネガティブな認知の仕方に関係している。一見すれば失敗に見えることであっても，そこから何かを学ぶといったポジティブな認知の仕方が共依存者にはない。その背景にあるものは，自己肯定感情とか自尊心と呼ばれるセルフエスティームがきわめて低いからである。

否認（denial）

依存症（addiction）は「否認の病気」ともいわれているが，依存対象が人間関係である共依存の場合も，まさしく「否認の病気」である。例えばアルコール問題が家庭の中で起きているにもかかわらず，それが起きてはいないかのような言動をしたり，たとえ起きていることを認めたとしても，ごく小さなこととして取り扱おうとする。

こうした認知の仕方は彼らの原家族との関係からきていることが少なくない。つまり自分の親から愛や承認を受けていないために，自分自身を愛することができず，それゆえ他者も愛することができないのである。共依存者にとって大切なことは，自分がどう感じるかではなく，他者がどう感じるかであり，自分は何を欲しいかではなく，他者は何を欲しがっているかなのである。なぜなら他者に焦点を当てている限り，自分と向き合わずに済むし，現実を見なくても済むからである。

境界線の欠如（lack of boundaries）

共依存者はそれが自分の感情なのか，相手の感情なのかがわからない。その結果，相手が困惑すれば自分も困惑し，相手が怒れば自分も怒り，相手が落ち着いていれば自分も落ち着き，相手が満足すれば自分も満足する。もちろん境界線の欠如は，感情面の問題だけに限られたことではない。

こうした問題は依存症者の家族によく見られることである。家族みんなで依存症者の問題を引き受けるために，家族の生活は依存症者を中心に回り始め，やがて依存症者も家族も相手との境界線がすっかりなくなってしまうのだ。

「よい人」を演じる（be a good person）

共依存者は，常に相手にとってよいと思われることに関心を集中している。もう少し正確に表現すれば，共依存者は「相手にとってよいこと」ではなく，「相手から『よい人』と評価されること」に関心を集中しているのである。その結果，自分の行動の一つひとつについて「どう見られたか」「どう思われたか」と，他者からの評価にとても敏感になる。

つまり，共依存者は「よい子」役，「よい人」役から降りることに不安を抱えている人なのである。そしてこのようなとらわれから心身症的な病気になる人も少なくない。

家族状況

私の治療的技法の主軸は家族療法なので，とりわけ家族の影響や相互関係については深い関心がある。

家族のひとりが病気になれば，家族全員が病気になるといっても過言ではない。なぜなら，家族のひとりが病気になったことで，家族全員がその病気の影響を受けて，別な形の病気になるからである。そしてその結果，患者の病気も必然的に長引くことになる。

このことは，依存症の場合にもまったく同じことがいえる。家族のひとりが依存症になると，他の家族メンバーも病気に巻き込まれることになる。不必要な世話を焼いたり，本人が自分ですべきことまでも代わりにやってあげてしまったりする。しかもそうした行為を「愛」だと錯覚する。

そのため治療過程では，どのような行動が共依存であるのかを確認しあい，それをどのように「行動」として変えていけばよいのかを話し合うことになる。

患者として登場する人（Identified Patient＝IP）は，家族の中で明白な問題をもっている人であるが，そのことによって家族をカウンセリング場面に連れてくることにもなる。そしてそこからIPだけでなく，家族全体を治療の対象としてカウンセリングは展開していくことになる。

ここで私は，マリー・ボウエン（Murray Bowen）という家族セラピストによって発展させられた概念を紹介したい。ボウエンは，伝統的な精神内界論的接近法からシステム分析に向かって，つまり母親から父親へ，そして家族全体へと視野を広げていくのである。

彼は，家族の中には情緒的伝染があって，患者となった人は「病気」というレッテルを貼られているが，実際に病気なのはその情緒システム自体だととらえるのである。ボウエン理論の中心的概念は，「未分化な家族自我の塊」(Family ego mass) という考え方である。この言葉によって彼は，一種の「集合的癒着」と呼べるような融合状態を表現している。この「集合的癒着」というものは，

極端なものから，かろうじてそれとわかる程度のものまで幅広く，家族によってその程度はさまざまである。

それでは，ひとりの人間が，発生源である家族からどのようにして分離（分化）していくのかを考えてみたい。分化という概念は，その対極にある未分化あるいは融合という概念と対比して考えることができる。ここでは「分化の尺度」と呼ばれる概念を用いてみよう。この尺度は四つの部分に分かれており，この尺度の低い方の極ではほとんど自己の分化は見られない。この範囲にいる人は，自分をとりまく人々の感情にほぼ全面的に依存している。いわゆる共依存の問題を抱えた人である。ボウエンなら，家族全体が問題だというかもしれない。つまり，これが家族状況なのである。

家族システムの考え方は共依存を理解する上できわめて有効である。しかし，家族療法でしばしば見落とされている大きな問題は，家族とカウンセラーが最優先で扱っているテーマは，「依存」であるという認識である。

カウンセリング場面で見られる共依存

ここでは二つの事例をあげながら，カウンセリング場面で見られる共依存を取り上げてみよう。

追跡者と逃亡者

これはほとんどの夫婦関係でも見られることだが，そこには情緒的追跡者（Emotional Pursuer）と情緒的逃亡者（Emotional Distancer）が存在する。概して女性は追跡者タイプで，男性は逃亡者タイプだが，むろんこれらは固定したものではない。追跡者タイプは「ひと」とかかわりたがり，逃亡者タイプは「もの」とかかわりたがる傾向がある。

エイミー（仮名，34歳）は追跡者タイプの女性で，人間関係を高く評価し，人間関係を維持するためにはどんな責任も自ら背負っていく傾向があった。しかし彼女はイライラし，感情的で，「今，ここで何が必要か」ということが，いつも彼女にとって重要なことだった。カウンセリングでは，「自分の何が問題なのか」について話し合うことを毎回望んだ。

これに対して夫のティム（仮名，37歳）は逃亡者タイプで，「もの」とかかわる

ことを高く評価し，人間関係を維持するための責任はとろうとしなかった。そのため彼は，自分の個人的な考えや感情を人に伝えることには興味がなく，事実自分の考えや感情について気づいていなかった。

ストレスがあると2人の関係が急変した。エイミーは，自分が落ち着くためにティムともっと接する必要があると考え，彼を追いかけたくなった。しかし彼女がそうすると，ティムの方はひとりだけで考える時間とスペースを求めて，彼女から逃げ出したくなった。逆にティムがストレスを感じてスペースを求めようとすると，エイミーは自分が彼から拒絶されたと感じたのである。

この2人が人間関係を改善するためには課題がある。追跡する側は，パートナーにもっと多くのスペースと考える時間を提供する必要があるのだ。一方，逃亡する側はパートナーと話す時間を作り，人間関係を維持する責任をとらねばならないのだ。

カウンセリングが進むうちに，エイミーは以前ほどティムを追いかけることはなくなった。

反応（reaction）と応答（response）

ある日，アルコール依存症者のピーター（仮名，29歳）とその妻ジョディ（仮名，27歳）がカウンセリング・ルームを訪れた。初回面接では，ほとんどの時間をジョディが独占してしゃべり，夫が少し話をしだしても，その途中で彼女は夫の話をさえぎり，別な話に変えてしまうのだった。それでいて彼女は自分のことを，母親らしいタイプだと評していた。彼女の話の中から，彼女が夫に対して多くの期待をもっていることがうかがわれた。

一方，ピーターの方は静かな口調で，私にこう語った。「ジョディが叫ぶと私は逃げてしまうんです」「私が電話せずに遅れて帰宅したりすると，ジョディは激怒するんです」「私は彼女の許可と承認のもとでしか行動できないように感じています」と。

カウンセリング場面で，私はまず妻のジョディに焦点を絞ることにした。事実，彼女は横暴で衝動的で，支配的な女性であった。家庭生活で彼女は，いつもピーターが何を考えていたか，どこにいたか，そこで何をしていたかを知りたがった。

第3章●各分野からみた共依存

　私はジョディがピーターと会話するとき，どれくらいの時間を自分がとっているかを気づかせようとした（ピーターにも気づかせようとして，彼にも同じことをした）。

　私はジョディと個別面接をし，ゆっくり話すことと，よく考えてから話すことと，ピーターに話すチャンスを与えることの三つをトレーニングした。この三つのことをトレーニングしていくうちに，彼女はピーターの話を落ち着いて聞けるようになっていった。もちろん課題はピーターにもあった。それは彼自身がイニシアチブをとったり，ジョディとの関係で彼が担うべき責任をとることである。

　11回目の面接が終わる頃には，衝動的に反応するかわりに，穏やかな応答が2人の間で見られるようになっていった。そして，どこまでが自分のとるべき責任であり，どこからは相手がとるべき責任であるかも互いに理解できるようになった。その結果，2人の関係はよりいっそう建設的なものになっていった。

┃おわりに

　最後に私は，カウンセリング・ルームで扱う共依存の治療ゴールについて述べてみたい。共依存もまた，回復は可能である。

　ボウエンが，「この治療システムの中軸は，家族の一人ひとりがより高いレベルの自己分化に向かっていけるように手助けすることである」といっているように，共依存者がシステムに反応せず，応答することを学習するならば，その影響は家族全員によい影響を与えることになる。

　「反応」というのは，考える間もなく応じてしまうことで，きわめて主観的なものである。解釈もほとんどの場合一つしかない。これに対して「応答」というのは，たとえわずかな時間であっても考えて，ひと呼吸おいてから答えることである。したがってそこには客観性があるし，解釈の幅もある（表）。

　過去と他人は変えることはできないが，自分の「反応」を「応答」に変えていくことはできるし，家族の一人ひとりがより高いレベルの自己分化に向かっていきたい願望があれば，家族関係も成熟していくだろう。共依存者は他者の幸福を探す行動をやめる必要がある。幸福も健康の源も共依存者の内部にあるもので，他者の内部にはないからだ。セルフケアは，互いを尊敬し合うための

202

最良の方法である。そして回復のプロセスでは，自分自身のアイデンティティを見いだす必要がある。

　そのカウンセリングが成功するかどうかは，面接の初期に共依存の問題を扱えるかどうかにかかっている。そして治療ゴールは，以下の3点に要約される。
① 共依存者が，自身のアイデンティティを確立できること。
② 共依存者が，自分の感情を理解できること。
③ 共依存者が，自分の行動と依存症者の行動とがどのように影響を与え合っているかを理解できること。

反応と応答

対比	反応（reaction）	応答（response）
意味	反応，反動，反作用	応答，返事，感応
形態	反射的	一呼吸（間が）おける
解釈	断定的（確信的に思いこむ）	柔軟性がある
解釈内容	否定的／被害的解釈になりがち	否定的解釈から肯定的解釈まで幅がある
解釈数	少ない	いくつもある
事実確認	しない・できない	する
反応／応答の対象	過去のこと	現在のこと

参考文献
・V.D.フォーリー（藤縄昭・新宮一成・福山和女訳）：家族療法―初心者のために―，創元社，1984.

第3章●各分野からみた共依存

| 3 | 教育学の立場から |

教育における共依存
●……ウェンデル・セント・ジョン
(ICAトラベリングセミナー)

「本当の師とは，一番多くの生徒がいる者ではなく，一番多くの師をうみだす者である」(ニール・ドナルド・ウォルシュ)

アメリカの歴史の核心は，独立宣言である。依存と相互依存もまたアメリカ人の語彙の中にあるが，主なテーマは常に自立である。共依存という言葉は，薬物・アルコール依存症のカウンセリングとリハビリから出たもので，1980年代によく使われる語彙となった。そのような状況下で，共依存は，助けにならない相互依存の関係をあらわす用語として使われる。その関係に慣れてしまい，その虐待がどんどん悪化していくような関係である。

私の論題は，アメリカの社会が伝統と地理上の理由で，自由と自立を求めて生まれたということである。

さらに情報時代である。地球全体の社会が，これを推し進めていると信じる。私が推定するに，日本の社会は意見の同意と相互依存にかなり強い関心を示してきた。アメリカ社会の特異さの一つは，人が自由で自立していると，時として，それを守ろうとする者が暴力ざたに出ることがあることである。日本社会の特異な点は，二者が，自分たちの自由を放棄し，共にみじめであるが安心できるという共依存の社会だというところだ。

私の経験

私は，1973年から1993年まで最初は福島のカトリックの短期大学で，その後は東京周辺のいろいろな塾で教えていたが，アメリカと日本の違いが，これ以上劇的にはならないだろうと思われた。福島ではベルが鳴ると教師は教室に入り，学生たちは皆立って，「セント・ジョン先生，おはようございます」と英語であいさつをし，レッスンが始まった。

ここは私立校で，女学生たちは皆制服を着ていた。大学の公の場に生けてある花さえも，意図的な形式と美をかもしだしていた。教師として日本にいて，教師に対して払われる尊敬の念を快く思った。しかしすぐに，尊敬の念を表示しながらも，学生側の自主性がひどく欠けていることに気づいた。学生たちは自ら，何も進んでしようとはしないし，何も危険を冒さないのだ。

　日本のノーベル賞受賞者が，日本に住んでいたら受賞しなかったであろうと言って日本の人々にショックを与えたことがあった。尊敬の念を払うとか「先生」に従うという日本の伝統により，若い科学者は，自分で研究をする自由を与えてもらえなかったであろうと言ったのである。これは教育の場において重大な共依存である。

　アメリカにおいて教育は，常に政治と宗教団体により，形づけられてきている。この両組織は，自由と自主性のもとで一番うまく成功をおさめてきた。

　アメリカで人々は，政治上自由になるために教育を受けてきた。というのも，それなしに民主主義の存在はないからである。アメリカ人は神の言葉を読む必要手段として，常に教育に重きをおいてきた。この両方の場で独占が起こったが，それを長期間よしとしたり，がまんすることは，いままでずっとなかった。歴史上から教育における共依存を，日本の人々は独自の見解でみつめる必要がある。部外者としてみると，相互依存や協力，そして共依存を日本人がなぜ重視するのかは，「島国の文化だから」で十分説明がつく。日本の異質さは，協力することで依存する形をとっていることである。一方，アメリカの場合は，自立が外向的暴力と破壊につながるように思える。

　アルビン・トフラーが第3の農業化と呼んだアメリカの教育と第3の波（情報）の始まりを手短かにみていきたい。

　情報化社会では産業化社会よりも，さらにもっと人々は上下の関係なしに行動することを要求される。情報化社会では，自分で資源を開発し，多くの人々やグループと連絡しあうことが要求される。

　日本でも，情報化社会にあって，他の人々とどのような人間関係をもったらいいのか理解する必要がある。またお互いに創造的な関係をもてる社会を再びつくる必要がある。そのような状況下で起こりうる変化の可能性を考えると胸がわくわくする。

アメリカの教育組織

　ものを3グループに分けることを西洋人は好ましく思う。その根底にある思想は，三位一体説で，歴史をみても，それを簡単にかつ効率的に農業と産業と情報の三つに分けている。社会の内なる動きも三つの部分からみることができる。それは経済と政治と文化である。

　ヨーロッパ人は17世紀の初めに北米の海岸にたどりついた。北米でのヨーロッパ人の歴史をみると，農業改革の末期に産業革命が始まり，その社会で三つの理由から教育が必要となった。経済上では，産業革命時に，社会が労働者を訓練する必要があった。政治上では民主主義の政治に強く従っていたことで，その組織が効果的に作用できるよう，人々が十分な教育を受けて自治をできるようになり，自分たちを治める者たちを選ぶことができる必要があった。また，アメリカに来たヨーロッパ人にとって，神の言葉を含む聖書を読むのに各個人が十分な教育を受けて，自分のため，あるいは他の人々のために，それを解釈する必要があったのだ。

　アメリカの教育者養成学校は，しばしば社会に出て他の人々を教育する必要のある人々，すなわち少数の宣教師や教育者が高等学校後に通うためのものであった。これらの場から発達した教育と，その教育を受けた社会には，共に形式的，非形式的な偏見があった。小学校教育の基礎は，読み（reading），書き（writing）と算数（arithmetic）で，非形式的な教育要綱はその三つの r が倫理上必要であるとする協調性，時間厳守，そして交流であった。

　植民地教育は，高等教育を受けて生き残るのに十分な知能をもたない者たちを，できるかぎり早期にひきぬいてしまった。宗教教育の場に参加する必要がほとんどない人々は，システムが厳しければ，厳しいだけに，うまく，かつ幸せに暮らせた。一番できない生徒ですら，学んでいさえすれば，そして教室の中で，協調性，時間の厳守，そして交流をしていればよかった。

　実際，その社会がとても必要としていたのは知識人ではなく，これらの美徳であった。少数のエリートには正式な教育要綱を，そして多数の人たちには，非公式な教育要綱を基本的に教えているかぎり，人々は満足していた。アメリカ社会はこの単純かつ効果的な教育システムで，ヨーロッパのアメリカ植民地

化の初期から20世紀の中頃まで，とてもうまくやっていた。この時期に，国は高等教育の多くの施設をつくったのである。

東海岸に沿ってある，アイビー・リーグ校を含めた宗教学校／大学が設立され，アメリカが西に向かって開けてくると，さらに大きな学校が多くの宗派により創設された。急速な発展をみた産業革命で必要となったさらに多くの専門家たちの養成のためである。バプティスト，メソジストそして，プレスビタリアン派により，何百という単科と総合大学ができた。アメリカが20世紀に向かって前進するとき，形式的教育は以前にもまして，もっと重要になった。産業にたずさわる人たちから経済的援助を受けて，さらに何百という高等教育のための学校が設立された。

ジョン D. ロックフェラーの寄贈によるシカゴ総合大学，鉄道王リーランド・スタンフォード寄贈のスタンフォード大学，たばこ仲買人デューク寄贈のデューク総合大学が，この数例である。そして，もちろん開拓者が行った所はどこでも，単純かつ効果的な初等教育の学校の設立をみた。都市が大きくなると「高等な」学校ができ，初等と，それ以上の学校の橋わたしをした。

これらの学校は，以前にもまして複雑な教育要綱をもち，産業が複雑化し，その手足となる人々の必要性を満たした。

最後にアメリカにおいて，同じような理由で中学校も必要になった。これで教育要綱がさらに複雑化した。

アメリカの教育史を話し終えるに際して，教育が宗教と関係があるものと，ないものに分けられ，主に教師養成のための公的な普通の学校と，宗教者訓練のための神学校があったことを述べておきたい。

1950年代と60年代にアメリカが産業革命から情報化社会に移りはじめたころ，高度の教育を受けた人々がもっと必要になった。そのため多くの普通の学校が増え，れっきとした大学になった。1940年代と1950年代に1500から2000人の学生がいた一般の人々のための学校が，20年後には1万から2万人の学生数となった。

1970年と80年代に新しい情報化社会への変遷に刺激され，これと同じような拡張が大学院でも起こった。

アメリカでは，模範とか模範の変遷とかがよく話題になる。社会の大きな革

命をみるもう一つの見方であり，その過程をみて話し合いをするためにこれを使う。

模範は，文化の常識を明確にあらわす。それに従って暮らしていると，その模範について無意識な状態になっていくものである。それは魚に水の話をするようなものだ。水中で暮らす魚は，水という現実を意識していない。時として人間も空気に関して同じ経験をする。なんらかの理由で，1分ほど空気がなくなるまで，どれほどそれを頼りにしきっているかわかっていない。

アメリカは現在，学校制度の多くが，すべての段階で永久的な危機状態にある。なぜなら人々が，一つの常識から，他の常識に変わっていく模範の変化を理解し，その結果を知ろうとしないからである。新しい模範のジレンマと挑戦はソニーの創立者，盛田氏の話に顕著にあらわれている。盛田氏は，労働者を強制することで，7時とか，その他の時間に出勤させることはできても，そこについた後，創造的になることを強いることは，もっと難しいことだと。

西洋の思考にかなり浸透している3グループに分ける考え方を私はここまでしてきた。この形自体，無意識に信じる組織に，しっかり根をおろしている。力だけでなく情報とその流れが基本的に上から下向きの過程として受け入れられてきた。情報化時代では，エネルギーがその組織のどこにでもある。そのピラミッド型が崩れて，個人の部分が外に向かって旋回しながら広がっていく。その結果，個人個人で情報のやりとりが公平にできるようになった。

第二次世界大戦の結果は技術で決まった。力が権利を定義づけた。戦後，産業革命により，世界が新しい社会を築きあげた。いろいろな理由のため人間の意識に多くの革命が起こり，そのため戦後には産業化時代が終わり情報化時代が始まった。さらに，人々の情報が世界の進路を決定している。産業革命の実力者は原料資源をもち，それをコントロールし，鉄道や船でそれを輸送することができた人々であった。アメリカでは，ロックフェラー，グールド，カーネギーとハリマン家がその実力者であった。今日，アメリカの富の多くが，ビル・ゲイツのような人々によって支配されている。資源をほとんどもたず，情報の流れを支配する手段をもつ者たちによって。

「ジョブス，ゲイツ，エリソン，マクニーリー…皆，どのようにしたらよいかということだろう。しかしたった2人だけが，それを理解している。ビル・

ゲイツとリチャード・リィである。」(1999年5月，ワイアードマガジン，ダグラス・マクギル著，エンパイアー・オブ・ザ・サン，p.163より)

　リチャード・リィは中国で最も裕福な家族の出身の一人で，今までどおりの市場と今日の情報技術を利用してホンコンと中国本土にその名をはせている。リィ家で一番年少のリチャードは，あらゆる地域で，業者がテレビを使って衛星放送のサービスを売るように，中国の人々になるべくたくさんの衛星放送の受信装置を売ろうとしてきた。リチャードは，衛星放送とそれを使って人々がどのようにそれを自分たちの利益のために共有するかに関しては，支配力はなかった。しかし，彼の唯一の関心事は一般市民に近づいて市場を開拓したいという望みをもっている企業に，衛星放送の受信装置を使って，放送するプログラムをマーケティングし，その宣伝を売ることであった。

　その結果の一つとして，中国のほとんどの人々が情報を即座に入手できるようになった。革命家たちは，人々に力，すなわち情報を与えたいと望んだが，それを成就する実用的な手段がなくてできなかった。それを今日リチャードとその他の人々は衛星放送を使って可能にした。ビル・ゲイツは新しい著書『思考の速度でのビジネス』で21世紀に会社がうまくいくには12の方法があると言っている。その第一番目で最も基本的なものは，現代の道具のなかで一番簡単なEメールである。人々を分け隔てていた上下の関係と壁が，Eメールにより取り除かれた。最新の技術を使い，誰もが自由に自分たちのためにコミュニケートができるようになった。

教育における情報の影響

　情報の量と伝達方法が大きく変わってきた。自分たちだけのホームルームでひとりの教師と20人の生徒という時代からみると，教育も広く波及してきたのがわかる。

　一時期教育者が生徒に共依存関係を求めることができた。それは情報と社会構成が基本的に安定していたからである。今日，人も情報も非常に流動的なので，ひとりの教育者としか，あるいは一つの機関としかキャリアを通して関係をもたないということを好ましく思わなくなった。学生たちに自分たちで判断させようとする圧力がかかると，共依存が的はずれな問題となるのである。

第3章●各分野からみた共依存

日本人男性はよくこんなことをいう。アメリカの家に住み，中国人の料理人を雇い，日本人の妻と結婚するのが完璧な人生であると。過去，日本人にとって完璧な教育とは，日本の小・中学校を出て，オックスフォードかハーバードに行くことだと。たぶん将来，両方の一番よいものを，少しの共依存関係ももたずに，家にいながら得ることができるであろう。

　「本当の教師とは，最も知識のある者ではなく，他の者たちに知識を得させる者である」（ニール・ドナルド・ウォルシュ）

（ウェンデル・セント・ジョンは大学を卒業後，教育学の修士学位を得，アメリカの高等学校で10年間教鞭をとった。その後，NGO開発団体であるインスティテュート・オブ・カルチュラル・アフェアーズに参加し，アメリカ，ヨーロッパ，日本，韓国の各地で家族と共に住んだ。日本では1973年から77年にかけて，福島市，そして1983年から1995年までは東京で生活。妻と共に，東京都立松沢病院の元院長秋元波留夫氏の指導のもとで，世界中で約35回の精神保健セミナーを主催してきた。日本における，インスティテュート・オブ・カルチュラル・アフェアーズに関しての情報は，www.ica.org.jpそして私的情報およびトラベリング・セミナーに関しての情報は，www.tseminars.orgに。そして，この記事に関する御意見・御感想は，tseminars@aol.comウェンデルあてにEメールでお願いしたい。）

210

4. 文化人類学の立場から
「甘え」と「共依存」
——互いを映し出す鏡
● …… **野村直樹**（名古屋市立大学）

はじめに

　文化人類学の立場から共依存について書いてもらえないかという申し出に戸惑ってしまった。共依存については全くの素人で，このテーマで正面切って取り組んだことも，これについて書いたこともないからだ。ぼくは精神病院内で起こったことや入院患者やスタッフのコミュニケーションを，フィールドワークをもとにして書いたりしてきた（野村，宮本，1995，野村，1998）。したがってこの本の読者とは分野が異なるため，「初対面」ではないかと思う。アメリカに留学中，自らの異文化への不適応とカルチャー・ショックの「処方」として土居健郎氏の『甘えの構造』(1971)を真剣になって読んだ時期がある。自分のかの地での生き方を正当化する説明道具，もしくは自分がアメリカ社会に適応していない理由やよりどころを探していたときのことだ。土居氏がやはりアメリカ留学中，彼の優れた洞察力のもとで「甘え」を着想した経緯を興味をもって読んだものだった。その「甘え」は英語ではdependenceと訳されていた。

　この時期，あまり甘え理論に自分を入れこみすぎたせいか，以来「依存」とか「ディペンデンス」という考え方は，次第にぼくの中で魅力をもたないものになった。言い方を変えれば，14年のアメリカ生活で，自分の中の甘え的要素を一つひとつ取り除いていくプロセスがアメリカ社会への適応と相関していたといえる。日本に帰ってから「共依存」という言葉を耳にしても，頭の中を滑っていくだけで定着してくれなかった。しかも，「共依存」の領域で活躍している人たちと実際近くで共同で仕事をしていたにもかかわらず。

　さて，そんなわけで以下のことは一文化人類学者のつぶやきだと思っている。ここでは「共依存」という言葉について「甘え」のときのように，ぼく自身が不思議に思ったり，教えられたり，推測したりしたことを共有できればと思っ

て書いている。

コ・ディペンデンスという言葉ができたアメリカの話から始めたい。「甘えの構造」は「Anantomy of Dependence」と訳されたが，このディペンデンスという言葉はアメリカでは全く受けなかった。一口でいってアメリカ人はディペンデンスという概念が嫌いなようだった。「未熟」「成長不良」「弱者」「無責任」「半人前」等々の意味を即座に連想してしまうからだろう。そこで，土居氏のすばらしい理論を理解しようとしたアメリカの心理学や文化人類学の専門家たちは，わざわざ"AMA-ii"というような発音で（Amaeのeはiiとアメリカでは読む場合が多い）言っていたのが今でも印象に残っている。この理論のすばらしさをいうには，dependenceを使っては，色あせてしまうからだろう。「自由」や「平等」という理念をかかげ自我の確立を強調するアメリカ社会，特に白人中心の男性社会では，ディペンデンスという言葉は，日本社会でちょうど「絶え間ない自己主張」とか「攻撃的なまでの積極性」を謳い上げようとするに等しい感がある。日米の文化のズレはそのぐらい大きい。

そんなアメリカの土壌で，アルコール医療にかかわる現場の人々の中からco-dependentという言葉が，イネーブラーやコ・アルコホリックという言葉を経て生まれてきたことは，注目に値する。1970年代はアメリカにとっても微妙な時期だった。当時のアメリカは，日本から来たばかりのぼくには非常に強大なものに映ったが，実際60年代の黒人解放運動に続くベトナム戦争とその失敗によって，アメリカ社会はその矛盾と弱点を呈し始めていた頃だったといえる。ぼくは，ホームステイしていた先のおばあさんと2人で，ニクソン大統領がウォーターゲート事件での弾劾を前にして辞任演説をするのをテレビで見ていた。黒っぽいスーツ姿であらわれたニクソンは，あたかも国全体の葬式に出るような悲痛な表情に映った。それを見る人々も往年の60年代初めまでとは異なるアメリカの姿を実感させられたことだろう。アメリカ人が彼らの理想の破綻によって自信をなくしそうなそんな前兆を感じた。以後日本などからアメリカは大変な経済的攻勢をかけられることになる。

そういう頃，専門家の命名によらず，日々臨床に携わる人々によってできたco-dependenceという語は，嗜癖者の妻や家族への援助の過程において自然発生してきた，いわば"ローカル"な言葉だったようだ。このローカルな言葉は

パラメディカルの人々が，日常向かい合う人々をco-dependent（「道づれ依存者」あるいは「道づれ嗜癖者」，斎藤，1995）と呼んだことに端を発し，後になってco-dependenceという抽象的な概念となっていった。つまり人に対する形容としてまずあった。その際アメリカ文化の意味体系の中では，co-dependentは，葛藤をもった妻や家族など弱者への同情をもって使われた言葉であった。が同時に，軽いさげすみも含まれていたと推測する。しかし，この言葉がそれまで名づけられなかった人々に符丁つまり呼び名を与えた功績は大きかった。

この人の呼び名としてのco-dependentは，危険性もはらんでいた。つまり主に女性に対しての差別語とみなされたということだ。「co-dependenceは，現在においても，女性の行動としてふさわしいと考えられている言葉である。男性も時にはco-dependentにふるまうことがありうるが，女性の存在はco-dependenceそのものである」（ベプコ，1997），あるいは「日本の家庭における女性の価値はまさに共依存そのものである」（信田，1999）というのは批判的な女性臨床家たちの言葉だ。特にアメリカ文化の中では，依存のもつ否定的意味合いが強いため，この女性とco-dependenceを符合させることにフェミニストたちがだまっているはずはなかった。「この上なお新しい造語でもって，女性たちに対する差別観念を強化するのか?!」という声が聞こえてきて当然だ。したがって新しい気づきのなかで生まれたこのco-dependentという概念も前途は険しかった。

「共依存」と「甘え」の比較

さて「共依存」という言葉は，何の気なしに聞いているときと違い，一体何なのかと，向き合おうとするともやに包まれてしまう。その意味の押さえ所とはどのあたりか，その「正体」は。またそのわかりにくさはどこから来ているのか。その理解の助けとして「甘え」が使えるかどうか。

「共依存」と「甘え」は，それらの概念の性質上，前者を参加型の概念だとすると，後者は非参加型の概念になるのではないだろうか。参加型の概念が，自然発生的でローカルな性質をもつのに対し，非参加型の概念は，専門領域からの出で，創案者も特定できるというものを指す。これはぼくが勝手に考えた類別だが，一番大きい基本的差異だと思う。後にこの点にもう少し触れてみた

いが，まずいくつか比較のポイントをあげてみよう。

　まず第一に，「共依存」と「甘え」はその出自に大きな開きがある。前者が，アディクション（嗜癖）を母体としてあらわれたのに対して，甘えは精神分析理論を受け皿として出てきた。先ほどアメリカの社会情況に触れたが，1960年代の日本は，飛躍的な経済成長を背景に，日本人が彼らの文化的特徴と日本的アイデンティティを求めようとしていた時代でもあった。「甘え」の着想は，自らアメリカ文化に直面した一精神科医の卓越した洞察に起源をもつ。それは土居氏の専門領域である精神分析の枠組の中で，「依存欲求」として明確な位置を見いだした。アメリカやヨーロッパにならえ追いつけといった風潮で，西欧的な自己の確立を目指していた当時の日本人にとって，「甘え」という文化的特徴を提示され，「成長不良な自分の姿」を改めて鏡で見るショックを味わったこともあっただろう。しかしそれ以上に，日本社会全体が「発展」の方向に前進していた時だから，むしろ「日本文化のユニークさ」とか「日本的組織の効率性」との兼ね合いで語られることが多く，その肯定的評価が強調されたようだ。甘えの病理的側面も著者は論じてはいるが，「甘え」という言葉が西洋の言語に存在しないことを強調することによって，西欧との対比，日本文化のユニークさを積極的に打ち出そうとしたことは見逃せない点だと思う。

　一方，「共依存」が生まれたのは70年代のアメリカなので，10年という時間のずれと，日本とアメリカという国籍の違いがある。それもアディクションというきわめて近代的現象（シェフ，1993，野口，1996）を通して，アメリカ人が長い間彼らの理想の反対の極に置いてきた価値である「依存する」ということが…そしてそうとしかいえない現象が…アメリカ大衆文化のレベルで見えはじめてきた。依存という概念を無視できない変化の中にアメリカ社会はいたといえる。

　第二に，「甘え」は「甘い」に由来する感覚語としての素姓（アイデンティティ）をもつのに対し，「共依存」はコ・ディペンデント（共依存者）を最初意味したように，もともと人間関係の形から出てきたもので，人を形容する関係語に由来する。感覚語は当然なこととして，個々の経験的事実に焦点の合った，intrapersonal（個人内）な概念で，それはもとより精神分析の用語になじむものだ。一方の「共依存者」は，社会関係やコミュニケーションを念頭においたinterpersonal（対人間）な概念であり，社会や家庭という舞台で演技する役名を指す

ことができる特徴をもつ。

　つまり「甘え」は，はじめ心理学的概念として着想されたのに対し，"co-dependent"は人の呼び名，役柄として着想された。「甘え」の動詞である「甘える」とかco-dependentから発展したco-dependenceは，それぞれの進化の過程で必要になった付随物だとぼくには見える。後にこの二次的に発展した「共依存」という概念の方が広まる結果にはなるのだが。専門家が着想した前者と違い，現場から芽を出したco-dependenceは「共依存」概念として洗練の一途をたどり，ついには全部の社会関係が共依存（的）といわざるを得なくなるところまで拡大していく。この2概念の意味空間のずれは，いろいろ指摘できるが，このずれが互いに相補的なものだという点も話題にしていきたい。

　この意味空間（semantic space）について一言いうと，「甘い」という味覚の形容と依存とを結びつけた所に日本語の特徴があるといえる。英語での，"You are so sweet!"（あなたは何てやさしいんでしょう）は，そのsweetが親子関係や上下関係の甘えを連想させない。小さい子どもを単にほめる場合や，対等な関係，特に男女間のロマンティックな関係に使う方が似つかわしく，その際依存的色彩はそこにない。それは子どもに対して"sweetie"と呼んだとしても，また恋人に対して"sweetheart"といったとしてもそうだ。英語の世界では，味覚の甘さは依存とは無関係らしい。世界のどの言語でも「甘い」は重要な意味をもつだろうが，それを親子・上下の間に発生する依存に使うためにとってある日本語の世界は，同じ「甘さ」を水平・平等関係に使うよう仕組まれている英語の言語世界とは確かに対照的だ。

　第三として，「共依存」は病理性と，そして「甘え」は幼児性と直結している点があげられる。「共依存」には「症」の字が簡単に付け加えられ「共依存症」となる。例えば「自閉」というのと「自閉症」というのを比べてみると，重度に差はあっても同じ病理的方向を指しているのに変わりはない。そこで，女性のあり方そのものが共依存的といった場合，「症」の字がなくてもやはりこれは女性のあり方を病理的，つまり差別的に見ていることに変わりないといえる。一方の「甘え」と幼児性との関連は，日本人全体や日本文化のあり方が幼児性を伴っていると判断されうる理論ということになる。女性差別と同様，実はこの「甘え」というのは民族差別的な用語でもある。理論の提唱者が日本人だっ

たことが幸いしたが，もし西欧の学者がいい出したとしたら，反発を招いた可能性もある。それにしてもなぜ日本人はこの民族差別的な言葉を甘受しているのだろうか（ところで，この「甘受」という言葉も文化的に見て示唆的である）。

　そして第四として，先に触れた参加型概念としての「共依存」と非参加型概念の「甘え」について述べておく。甘え理論については，これまで解釈，評価，批判を含め多く提出されてきたが，それらはみな土居氏の甘え理論そのものについての考察であって，甘え理論のバリエーションが並列しているわけではない。その優れた卓見についての賞讃（ジョンソン，1997，熊倉，1991）も，その考え方や定義のあいまいさについての批判（竹友，1988）も，いわば老舗である土居氏本人に向けられてきた。ところが，co-dependentを経てco-dependenceと発展した「共依存」概念は，当事者の生活の場で生まれた言語であるため，草の根的広がりを呈し，その発展には多くの人々の社会的参加と意味構築がかかわってきたといえる。嗜癖者の家族とともに，また薬物依存の現場で働く専門家たちと，その外側にいる社会学者らによってでき上がっていった共依存概念は，与えられた現実の共同制作を通して築かれた参加型概念であるため，専門家たちがそれぞれ定義に乗り出し，意見交換や相互批判を繰り返しながら，社会的認知が進んだ。

▌「甘え」からみた「共依存」，「共依存」からみた「甘え」

　それでは「甘え」から「共依存」を，そして「共依存」から「甘え」を眺めてみると，そこにどのような像が浮かび上がってくるだろうか。ここでは一方の概念からもう一方の概念を眺めるというより，一概念の参加者から他の概念の参加者を眺める，というやり方で話を進めようと思う。つまり「甘え」に相当すると思われる行動に出る人と「共依存」という定義でその行動が理解できる人。この両者がお互いを眺め合ったときを仮定する。

　嗜癖に苦しむ人あるいは嗜癖的二者関係におかれた人がよくいう言葉に，「甘えをあきらめることができない」とか「甘え方がわからない」（なだ他，1998）というのがある。甘えることのできる人からみると共依存者は大切な人間関係において「うまく甘えられない」，つまり「甘え方の下手な人」というふうに映る。

　甘えるということはいってみれば「甘さ」を享受するわけだから，そのこと

自体，人にとって心地よいはずだ。「甘え」には確かにいろいろな行動的側面と感情的ニュアンスがある。が，甘えることをしてみたい共依存者から眺めると甘えられる人は，上手にそれを遂行できる能力を備えているふうに映るのである。一つ念を押しておくと，これはあくまでそう映るということで，ある所から見える他方の像にすぎない。したがって甘える人や共依存者に他の側面があって大いによいわけだ。問題は「共依存者」から眺めると「甘え」は「対人能力」（interpersonal competence）を備えた人であるという側面が浮き彫りになることだ。対人能力というのは一種のコミュニケーション・スキル（技術）なわけで，もちろんこれは学習による結果だ。

　「甘え」を一種の対人能力と考えると「甘え」についての一つの文化的な謎が解けるかと思う。サウジアラビアの砂漠の民，ベドウィンの取材に行った本多勝一氏が「アラビア遊牧民」という本の中で，何としても謝ろうとしないベドウィンたちの姿を見て，「よく考えてみれば，すぐ謝ろうとする日本の方が実は，世界の中の秘境だったのだ」，と気づき，そのことを書いた章がある（本多，1981）。「日本という秘境」では，この甘えが社会的対人能力として文化的に位置づけられていることに気づかされる。日本では家族関係においてもそうだが，特に社会関係において，この能力の有無は社会生活上の重要なファクターになる。

　それではなぜ世界の多くの文化は，この能力に積極的価値を見いだそうとしてこなかったのか，という謎に行きつく。甘えるという「能力」のお陰でお互いがもちつもたれつの和を達成し，心情的な融和をも可能にするであろうに。その理由は，おそらくよその文化，とりわけ欧米からみると「甘え」と「共依存」が二重写しにだぶって見えるからだろう。甘えコンセプトがないからだ。つまりそのときに映る像というのは，人間関係における対象支配の構図（高石，1997）だと思う。つまり，上手に甘え的人間関係を実現できる人を眺める共依存者のように，西欧社会は，不平等（甘える者—甘えを許す者）を前提とした上下のモードを使った人間関係の操作をそこから見てとる。それはスキルかもしれないが，欧米の価値体系の中では，彼らの文化的枠組では非合法の性質をもったスキルといえる。それはちょうど「談合」というのがそのまま一時英語になり，日本社会の経済運営の悪の象徴と映ったのに似ている。「甘え」が見えず「依

第3章●各分野からみた共依存

存」が見えるからだ。

　共依存者から見た場合，甘えの遂行は自分らの能力を超えたスキルを必要とするように見えるが，同時にそれは自分としてのプライドが納得できない方法を使っての「対象支配」とも映る。対象支配だけをとったら「私はもっと強力で有効な関係嗜癖という手段を知っている」と共依存者はいうだろう。しかし，それは共依存症あるいは嗜癖的二者関係という破滅的な危険性もはらんでいる。

　「依存」あるいは「共依存」という言葉の他に「甘え」という概念が日本に存在することをぼくは幸運に感じる。それは同じ物体を違う角度から光を当てる照明器具をもっているようなもので，これがあるとないのとでは，特にその物体が複雑な形を有していればいるほど，この照明器具の存在意義は大きい。

　「共依存」とよくセットになる「嗜癖」という言葉は行動学的（behavioral）な概念で，一方の「甘え」から導き出される「とらわれ」（森田，1960，土居，1971）は心理学的（psychological）な概念だ。しかし，この「嗜癖」と「とらわれ」の間にどれだけの開きがあるといえるのか。これらは隣接概念だと思う。そして面白いことに一方は他方を映し出す。「甘え」はその原形として小児と親の間柄に由来するため，「幼児性」と直結しているが，「共依存」は嗜癖行動にその概念的出自が認められるから，「病理性」と直結していることは先に述べた。したがって，病理性の中に潜む幼児性を考察するときに「甘え」が有用であろうし，幼児性に伴う病理性を考える際には，「共依存」概念が役に立つかと思われる。例えば，共依存行動の説明のほとんどは人の葛藤についての記録（ベプコ，1997）であるといわれている。共依存という強迫的な人間関係，つまり対象支配関係を甘えから見ることで，甘えの充足とともにその硬直した関係から新しい展開が見えてくるかもしれない。つまりその葛藤を甘えのストーリーとして書きかえることで，新しい意味世界が広がる可能性がある。一方，甘えは被害感につながるといわれる。甘える場合には，邪魔が意識されやすく，甘えの充足は相手次第であり本人は受身的であることから，甘えるものが傷つき被害感をもちやすい（土居，1971）とされている。ならばこの被害感をもつ人への相談が，「共依存」の方向から進めば，関係性へのアディクションとして，新たな物語として書き直される。ナラティヴ・セラピー（マクナミー，ガーゲン，1997）でいう意味

世界が広がり、新しいストーリーの生成ということになる。

甘え＝共依存－エスカレーション
（イコール）（マイナス）

　理論的な点を一言付け加えてこの稿を終えたい。それは、escalation（漸増）というコミュニケーション理論から出た言葉についてで、この概念が共依存と甘えの二概念の間のブリッジになるという点を述べてみる。サイバネティック（自動制御）回路の中では、positive feedback（正のフィードバック）を通してシステム全体はエスカレートする方向に向かう。人間関係もそういうシステムとしてとらえたとき、「増」に対してさらにそれに見合う「増」で応えることによって、その関係はエスカレートする。競合する関係はその典型的な例である。これは負のフィードバックがシステム全体を均衡状態（ホメオスタシス）へ戻そうとするのとちょうど反対の作用をする情報だ。後者は「増」が出たら「減」で中和するような場合を指し、協調関係はその一例になろう。

　さて、今述べたようにこのシステムは当然人間のシステムも含んでいる。サイバネティクス以前の言語で、G.ベイトソンは、対称的あるいは相補的スキズモジェネシス（schismogenesis）という言葉を使ってエスカレーションの形式を定義した（ベイトソン、1990）。二者関係が相互作用の結果、エスカレートする様を理論化しようとしたのだ。

　嗜癖とかアディクションというときには、いつもこのescalationという概念が内包されている。正のフィードバックを通して、「さらに、もっと」という拡大する方向性が組み込まれている。つまり、共依存という嗜癖には、エスカレーションが付随していると見てよいかと思う。一方の「甘え」の中には、escalationの概念はあまり色濃く表面に出ない。一時的にエスカレートしても、甘えの充足とともに、関係性は反対にde-escalateする場合が多い。子どもの親への甘えを見たとき、甘えてそれが満たされると、満足したり、安心したり、寝てしまったり、というのをよく見る。甘えが「病理的な甘え」や共依存にならない純粋な甘えである場合、甘えは関係性のde-escalationに向かうと思われる。十分甘えを享受して、それを踏み台として自立していく子どもたちが頭に浮かぶ。「甘え」が負のフィードバックをプログラムとして組み込んでいるのに対し、「共依存」というプログラムには、正のフィードバックが組

み込まれていると思われる。

あるポイントで違ったレールの線に入る列車のように，コミュニケーションという相互作用のどこかで甘えから嗜癖的関係へと素早く移行していくポイントがあると想像できる。それがいかなるタイミングであるかという分析的なことはいえないが，「甘え」と「共依存」を理論的に区別するポイントが，このエスカレーションの有無あたりではないかとぼくは考えている。

「とらわれ」「アディクション」「共依存」というのを一つのまとまりとして扱い，「甘え」と区別してみる。前者は満たされることによってescalateするシステムを，後者は満たされることによってde-escalateするシステムを示す。喉の渇きを想像してみよう。水分を摂取して満たされる場合と，適量を過ぎても摂取しつづける場合である。すると，「甘え」と「共依存」は，概念的に区別が可能であると同時に，コミュニケーションという相互作用の舞台上では，同じtrajectory（軌道）を，部分的であっても共有していることに気づく。このことは，「甘え」に「エスカレーション」を足し算したら「共依存」ができるし，「共依存」から「エスカレーション」を引き算したら「甘え」が残る，ということも同時に示唆している。

▌残る課題

最後にこの稿を書きながら浮かび上がってきた二つのテーマがある。その一つ，共依存と大人の男女間の親密性（intimacy）については，すでに論じられているが（ギデンス，1995），甘えとその親密性との関連とはどのようなものなのか，そしてどのような作用がそこに働くのか。そして，もう一つは，嗜癖しないことに高次のレベルで嗜癖するということが可能だとすると，それはどういうことを具体的に指すのか。これは主にベイトソンの学習理論と論理階型（ベイトソン，1990）から発せられた問題で，理論的には可能なものなのだが。こういう問題が，この稿を書きながら湧いてきたが，ここではそれらを詳しく論じる余力がないので（ぼく自身が忘れないよう），提起だけしておく。

（この稿を書くにあたり資料を提供してくださった名古屋市立大学の石川洋明氏に感謝します。）

引用文献
- 熊倉伸宏：精神療法における価値の位置…土居健郎の甘え理論をめぐって，思想801：100-115，1991.
- 斎藤学編：依存と虐待，こころの科学59，1995.
- シェフ，A.W.（斎藤学監訳）：嗜癖する社会，誠信書房，1993.
- ジョンソン，F.A.（江口重幸・五木田紳訳）：甘えと依存…精神分析学的，人類学的研究，弘文堂，1997.
- 高石浩一：母を支える娘たち…ナルシズムとマゾヒズムの対象支配，日本評論社，1997.
- 竹友安彦：メタ言語としての甘え，思想768：122-155，1988.
- 土居健郎：甘えの構造，弘文堂，1971.
- なだいなだ・吉岡隆・徳永雅子：依存症──35人の物語，中央法規出版，1998.
- 野口裕二：アルコホリズムの社会学…アディクションと近代，日本評論社，1996.
- 信田さよ子：アディクション・アプローチ…もうひとつの家族援助論，医学書院，1999.
- 野村直樹：語りから何が読みとれるか…精神病院のフィールドノートから，文化とこころ 2（3）：5-22，1998.
- 野村直樹・宮本真巳：患者-看護者のコミュニケーションにおける悪循環の構造…ある精神科閉鎖病棟での患者の死をめぐって，看護研究28(2)：49-69，1995.
- ベイトソン，G.（佐藤良明訳）：精神の生態学，思索社，1990.
- ベプコ，C.（斎藤学訳）：フェミニズムとアディクション…共依存セラピーを見直す，日本評論社，1997.
- 本多勝一：アラビア遊牧民，講談社，1981.
- マクナミー，S.，ガーゲン，K. 編（野口裕二・野村直樹訳）：ナラティヴ・セラピー…社会構成主義の実践，金剛出版，1997.
- 森田正馬：神経質の本態と療法，白揚社，1960.

終章
共依存症の特徴と回復
コ・ディペンデンシー
──西尾和美（サイコセラピスト）

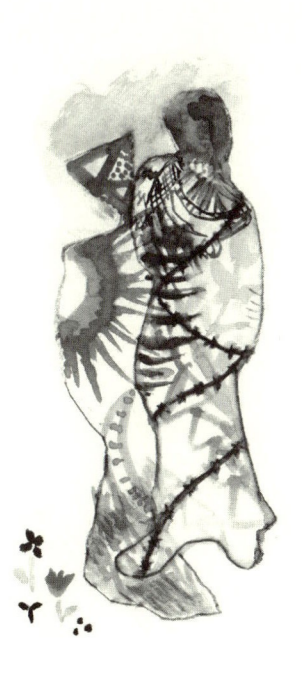

■ 共依存症のもつ背景

　私の診療所にサイコセラピー（精神療法）を受けにくるアメリカ人の3分の1は，コ・ディペンデンシーで悩んでいる人たちである。アメリカで1970年代の後半に初めてコ・ディペンデンシーという言葉が使われて以来，1980年代に入っては，理論というより，治療の実践の場で広がり始めた。一般市民の間でも，CODA（コ・ディペンデント・アノニマス）などの自助グループがあちこちにでき，草の根的運動とでもいえるほどの広がりを見せた。共依存という考えが示す特殊な人間関係は多くのアメリカ人に共感を呼び，治療の場でも，また一般用語としても定着しようとしている。私の所へいろいろな問題を抱えて相談にくる

人たちが，サイコセラピーをしていくうちに，コ・ディペンデントであるということがわかってくる場合もあるが，始めから，「私はコ・ディペンデントだから治療をして欲しい」と名乗ってくる場合も多い。

　コ・ディペンデンシーという言葉は，アルコール依存症の治療の場から出てきたものである。アルコール依存症になっている人の周りにいる配偶者や家族の行動や言動によって，アルコール依存症の人の回復が影響されていることが治療者の間で観察された。周りにいる人たちが，アルコール依存症の人の飲酒をやめさせようと，ビールを隠したりあれこれコントロールして責任をとってしまうので，依存症の本人はますます無責任になっていくという人間関係ができあがっているのに気がついた訳である。このように，相手の問題に病的にのめり込んで，自分を見失ってしまうような人たちのことを，コ・ディペンデントと呼ぶようになったのである。

　アルコール，薬物などの依存症の治療には，周りにいる共依存症の人たちの治療を同時にしていかなくては効果が少ないことがわかってきた。現在では，アメリカ中どこのクリニックや病院でも，依存症の治療は，依存症になっている本人だけでなく，周りにいるパートナーや家族との人間関係を考えに入れない治療はありえないというのが常識になっている。

　依存症（アディクション）という言葉も，ただアルコール，処方薬も含む薬物だけでなく，幅広く，ギャンブル，摂食障害，暴力や怒り，セックス，仕事，愛，借金，非行，買物などにはまり込んでやめられなくなった習慣的な行動をも含むようになった。こういう各種の依存症を抱えている人たちの周りにいるコ・ディペンデントは，ある意味では，特定の相手との人間関係に依存症になっている人とでもいえよう。現在では，アディクションとは関係のない分野でも，一般に自分を見失って相手にのめり込んでおせっかいを焼く人をコ・ディペンデントと呼ぶようになっている。

　こうしてみると，日本の社会そのものが共依存的な構造をもっているようである。自分のことより，他人の目を気にして，他人の世話をする図式である。男性は会社で上役や同僚に共依存的になり，女性は夫や子どもに共依存的になる場合が多い。よい意味では，相手を思いやって助ける，チームワークができるなど考えられるが，度を過ぎると弊害も多い。しかし，日本のように共依存

的な人間関係を美徳とするような社会では，共依存症の弊害を認めることは，なかなか難しい。共依存的な人は，自分自身のみじめさを認めず，他人や子どもにもみじめであるよう強制していき，その結果もうひとりの共依存的人間をつくり出していくのである。

　共依存的行動は，一見，非常によい人のふるまいとして目に映るため，問題自体に気づかないことが多いのである。また，問題に気がついて，自分の行動を変えようとするとき，アルコール依存症者が飲まないいい人になっていくのとは違い，今まで周囲の人に好ましく思われていた行動を，ときには周囲から好ましく思われないような自己主張もできる行動へと変えていくことが回復につながるので，かえって難しい面もある。特に日本で，共依存的行動を変えていくには勇気がいる。しかし，生き苦しさを抱えて生きている多くの人にとっては，共依存症からの回復の過程は共感を呼ぶであろう。

■共依存症者の行動パターンと対処法

　一見，思いやりがあってやさしい行動に見える共依存的な行動は，もう少し詳しくその裏を調べてみると，自己の確立ができていない故の行動であったり自分の不安から出る自己中心的な行動であったりして矛盾に満ちていることがわかってくる。以下，共依存症の特徴をあげ，その回復の仕方を示してみよう。

①自らを犠牲にして相手を助けたり，世話をする

　これは真のやさしさとは違って心の底では見返りを期待しており，それが返ってこないときは憤然とする。無意識のうちに，自分が相手にとって必要な人であると思ってもらいたかったり，相手にありがたがられるなどの報酬を期待している訳である。自分がいなければ相手はやっていけないと思い込むことによって，自己価値を見いだそうとする心理的な動きといえよう。「私しか，あの人を支えてあげる人がいないから」などと考えて自分の世話ができていない相手の世話をしなくては，と強迫的になったり，「私だったら何とかあの人を変えられる」という，うぬぼれにとらわれる。

225

回復の方法としては次のようなことが考えられる。自分のことは放っておいて，相手の世話をしそうになったら，すぐに行動に出る前に，1から10まで数えてみる。自分は，なぜ自分の世話もできないのに相手の世話をしたがるのか考える。相手を救うことで，相手をますます不能にしてしまっていないか調べてみる。相手の問題に夢中になることで自己価値を上げようとしないで，何か他に自分の世話ができる方法はないかを考えてみる。何か新しい技術を身につけたり，趣味やボランティア活動をしたりするなどである。

②相手の行動，感情，考え方，状態，結果を変えようとコントロールする

なだめたり，怒ったり，懇願したり，罪の意識を植えつけたり，相手の行動の不全さを理解させようといらないアドバイスをしたり，操作をしたりして相手を変えようとするが，たいていの場合成功しない。

この共依存的行動を改めるには，まず，他人をコントロールできると思うのは，まったくの思い違いであることを知ることである。他人をコントロールするには，コントロールされる人の協力，または服従が必要である。自分がコントロールできるのは，自分自身のことだけであることを，何回も自分に言いきかせることである。相手の行動を変えようと必死になって，その人の責任をとってしまう前に，自分の行動が，どのような結果を招いているかを見極める必要がある。相手を変えようとして費やす膨大な努力を，自分につぎ込めば，自分は素晴らしい人間になる可能性がある。自分の行動を，より健全なものに変えることによって，それ自体が相手にもよい影響を与える結果になることが多い。

③問題や危機が起こっているような状況や人間関係に身を置きやすい

不安定な，他人中心の生活をし，ハラハラしたり心配しながら生きている。信頼することができないような人に無意識のうちに引かれて，問題や危機に巻き込まれやすい。意識上では，心配のない生活をしたいと思ったり言ったりしているが，何か問題が起きていないと空しい気持ちに襲われてしまう。安定した静かな生活か，相手中心の不安定な生活をとるかという選択を迫られると，

いろいろな理由で害のある相手から離れられない。

これには，リラクゼーションや瞑想などの方法で，心を落ち着け，静かで平穏な時をもち，安らぎに満ちた生活に少しずつ慣らしていくことが大切である。ハラハラするような人からは愛をもって距離を置くよう努力する。

④他人への依存心が強く，ひとりでやっていけるという自信がなく，見捨てられ危機感に襲われる

ひとりでいると不安になって，誰か相手が必要になる。はたから見ると，しっかりして教育も才能もあるような人でも，心の中では見捨てられるのではないかと，いつも不安になっている。これには，ひとりで過ごす時間を伸ばしていく練習をすることである。1日に，10分でもいいから，じっと何もしないでひとりで過ごす時をもつ。さびしさ，いてもたってもいられないような不安感を感じたら，あわてないでじっとしている努力をする。何回か練習するうちにだんだん虚無感は去っていくことであろう。自分が自分にとって，一番大切なよき友達であり，一生涯決して見捨てることがないということを自分に誓うことである。

⑤考え方や視野が狭い

ある特定の相手のことで頭がいっぱいで，自分と自分の周りの人たちがどんなにみじめになっているか気がつかない。友達からも離れ孤立してしまい，あるのは自分と相手の問題だけの狭い世界になってしまう。社会，地域，自然などへの関心がうすくなる。

これに対処するには，どうにもコントロールができない相手のことで心配するより，努力すれば変化がみられる地域や社会の奉仕に力を入れることである。自然にふれて，山や海に行って花や木や潮のにおいをかいでみる。友達，仲間，近所の人，家族，親類の人たちとのふれ合いを増やしていく。自助グループに参加することも大切である。

終章●共依存症の特徴と回復

⑥現実や事実の否定，否認をする

問題の重大さを認めず，たいしたことでもないかのように思い込んだり，見て見ぬふりをしたり，事実を隠して表面はなんでもないかのようにとりつくろったり，いやなことは無意識のうちに心の奥深くに押し込んでしまう。「あの人は，飲まないと本当はいい人なんですけど」などと毎日アルコールを飲んで暴力をふるわれているのに現実を受け入れようとしない言動が目立つ。

まずしっかり実際に何が起こっているか，どれほどの被害が自分と周りにあるか見極めることである。信頼できる先ゆく仲間に自分の行動がどう映るのか現実をチェックしてもらう。どんな回復も癒しも現実，事実を認めるとこから始まる。

⑦コミュニケーションの技術に欠ける

自分の言いたいことをはっきり表現したり，自分に必要なものを要求することができない。「ノー」といえない。相手のせいにしてグチったり，批判したりするが，自分の行動に責任をもった言い方ができない。

これには，自分を主体としたものの言い方を練習したり，エンパシー（感情移入）をもって思いやる言い方，相手の話に注目する聞き方，援助の求め方など，コミュニケーションの技術を学習することが必要である。自分がイヤなことには，はっきり，しかも尊敬をもって「ノー」といえるようにすることも大切である。

⑧相手と自分とのバウンダリー（境界線）がはっきりしていない

相手からの心的，性的，身体的な侵入を許したり，相手の問題にお節介にも入りこんだりする。相手が落ち込んでいるのを見ると，自分も落ち込んでしまったり，相手の気分を変えようと必死になる。

これに対処するには，相手からまるで所有物のように扱われたら，その人が

心のバウンダリーに入ってきた証拠だと気づくことである。相手からの暴力などは，はっきり受けつけないという態度を示すこと。相手の問題に頼まれないのにお節介に入りこむのはやめる。相手が落ち込んでいたら，その気分は相手に属するものなので，自分も滅入ってしまったり，相手の気分をよくしようと考えない。バウンダリーのない相手と話をするときは，目に見えない輪が自分の周りにあると想像したり，プラスチックの透明なドームの中に入っているのをイメージすると，境界線を混同することが少なくなる。

⑨自分の体から出るメッセージに気がつかない

感情が麻痺してしまっているので，いろいろな感情の適切な表現ができない。相手との関係で，何か変だと感じたとき，胸がドキドキしてもその注意警報に注目しない。

これを変えるには，息が吸えなかったり，肩こりがしたり，イヤな感じがしたら，どんなメッセージが体から出ているかに注目することである。1日3回くらい胸に静かに手を当てて，どんな感情が出ているか自分の体に聞いてみる。自分の第六感を信じ，直感で何か変だと思ったら注目する。

⑩怒りの問題をもっている

適切な怒りの処理の仕方がわからず，長い間ためておいて突然フラストレーションを爆発させたり，自分より弱い子どもなどに八つ当たりしたりする。または怒りを常に爆発させるような相手と一緒になってビクビクして暮らしている。問題がある相手を変えようと必死にもがいても相手は変わらないので，怒りがたまるのは当然である。

これにはまず，怒りという感情は自然であるということを自分に言い聞かせることである。しかし怒りをむやみに他人にぶちまけるのは攻撃であり不全である。怒りという感情の下にある心の痛みや不安感，さびしさなどに注目して癒しをすれば怒りは去っていくことが多い。

怒りが出て頭がかっかとしているときは，生理学的に非常に視野が狭くなっ

ており，相手の視点が理解できない状態になっている。そんなときは，まずその場から一時去って心を静めることである。散歩をしたり，出さない手紙に怒りを書きつけたり，友達に電話をしたり，瞑想をしたりして自分の世話をする。

⑪忍耐強く待つことができない

相手が何かをするたびに反射的に行動したり，せかせかと動き回って余分な心配をする。長い目で見てじっくりプランを立てて，じっくり時を待つことができない。

これに対処するには，まず何もしないで，相手から距離をとってじっと相手と自分を観察してみることである。どんなにいたたまれなくなっても，鎮静のためにアルコールや薬物に手を出さないこと。呼吸に注目しながらメディテーションなどをして静かに待つ力をつける。必要以上のがまんをすることと，長期的な目で見てプランを立て忍耐強く時を待つこととの違いを知ることが大切である。

⑫罪の意識によく襲われる

相手に問題があるのは，自分が悪いからだと自分を責め，自分がもう少し努力すれば相手が変わるだろう，自分の欠点を直せば相手の対応が変わるだろう，相手の言う通りにすれば認めてくれるだろう，愛してくれるだろうと必死になる。相手から文句を言われると，その通りだと思い罪悪感をもってしまう。

こんなときには，あれこれ弁解しないで，「今，頭が混乱しているから少し時間をとってから話をしたい」と言ってその場から去ることである。相手が相手自身にとって害のあるような行動をとっているのは自分のせいではないので，いらない罪の意識は捨てる。また，自分が罪の意識をよく感じる人は，他人にも罪の意識を植えつけやすいので注意する。

⑬ものごとを極端にとらえ，ほどほどにすることができない

　小さいできごとと，大きいできごととの見分けがつかず，どちらに対しても同じように極端な対応をしてしまう。黒か白かはっきりしすぎたり，自分が正しくて，相手がまったく間違っているとか，または反対に全部自分のせいだと思い込んでしまいバランスがとれない。

　これに対処するには，黒か白かと決めつけたくなったら，グレーを頭に思い浮かべてみることである。なんでもがむしゃらにがんばるというのではなく，ときには手を休めて，やりすぎていないかチェックするとよい。完璧さを求めて疲れてしまわず，自分が自分にとって最も過酷な批判家にならないよう注意し，自分にやさしい言葉をかけてやる。

⑭過去の間違いから学ぶことができない

　相手が問題を起こすとひどく憤るが，互いの関係が少し調子がよかったり離れたりすると，嘆いたことなど，すっかり忘れて相手をかわいそうだと思ったり，相手のよい点だけが思い出されて，すぐ相手を許してしまう。こうして過去に何回も起こった苦い経験から学ぶことができず，同じ間違いを繰り返したり，決心がつかなかったりする。

　これに対処するには，辛い経験をしたら忘れないように日記につけたり，テープに吹き込んだりして記録をとっておくのがよい。1週間に何回か，過去にさんざんな目にあった現実を読み返し，過去の間違いから学ぶよう努力する。

⑮被害者意識にとりつかれる

　相手を救おうとするがうまくいかないので相手を責める。相手を責めても変化しないので，最後に自分はこんなに相手のせいでみじめになったと被害者意識にとりつかれ弱々しくなる。いつも哀れそうに「私のことなんか誰も心配してくれない」と愚痴を言っていると滅入ってしまい，友達も近寄らなくなる。

231

これには，まず助けられない相手は助けないこと。次に相手のせいにして責めないこと。そして自分のかかわった部分は何かをよく見極め，自分の行動に責任をとることである。

⑯害があるのに和平を保とうとする

自分や自分の周りに害があるのに，相手を喜ばせようとして相手に合わせ，何としてでも葛藤を避け，相手が怒らないようにと異常な努力をし，他人にも和を保つよう強制する。

こういう行動を直すには，自分の人格を殺してまで和平を保とうとするのはやめ，スムーズであるはずがないものをスムーズにするのをやめることから始める。たとえ少し波が立っても葛藤があっても，自分の信じることを表現し，問題に直面していく力をつける。自己主張の練習をしていくことも大切である。

⑰愛情としがみつきを取り違える

愛するということは，相手との人間関係にのめり込むことで，胸がドキドキして相手から離れられないことだと思い込んでいる。どんなに相手からひどい仕打ちを受けても離れられず，一緒にいたいと思うのはしがみつきである。「あなたなしでは生きていけない」などと言われて愛されていると思ったり，嫉妬されたり，あれこれ禁止されてコントロールされることを愛されていると思い違えている。

本当の愛は相手の人間としての成長を最大限に伸ばすよう支援し，相互に助け合い，しかも自分を失わず，自分もよりよい人間になることである。共依存の人は，問題をもった人に知らないうちに惹かれて恋に陥りやすいので，あまりにも強い引力を感じる人のそばには近寄らないことである。本当の愛は，ゆったりして温かく静かなものである。

⑱権威者を恐れる

　地位や権威のある人，怖そうな人などの前に出ると小さくなってビクビクしてしまう。特にこういう相手から批判されたり，認められないのではないかと恐れる。

　理由もなくオドオドしている自分を見つけたら，子どものときに受けた影響を顧みてみることである。特に子どものとき，怖い人がいる家庭で育った人は，子どものときの恐れを捨て去る癒しの作業をしてから，自分はもう小さな傷ついた子ではないことを自覚する必要がある。相手から批判される恐れ，認められない，拒否される恐れなどに対して，どのように自己主張をしていったらいいかロール・プレイなどをして練習するのも役に立つ。

⑲理想論，ファンタジー，社会の掟にとらわれる

　「相手はこうすべきだ」「ああするのが当たり前だ」「…するのが普通だ」という建て前的な理想論や道徳論にとらわれたり，「相手はきっと〜するだろう」「こうなるはずだ」というファンタジーや，「社会がこうだから」「みんながああいうから」と社会の掟や，周りの人のせいにしたりする。

　これに対処するには，まず現実とファンタジーとの間にギャップがある場合には，現実の方に焦点を合わせることである。夢や希望や想像は方法ではないので，一歩一歩どうしたら前に進めるかの方法を考えることが必要となる。建て前や社会の掟に頼らず，自分の選択と行動に責任をもつことも大切である。

⑳相手の気分を敏感に察して，先へ先へと頭を働かせる

　常に相手の顔色をうかがって，すばやく相手のムードを読みとり，先回りして次にどうしたらいいのかと心配するのに忙しくて，いま現在起こっていることがつかめなかったり，いまこのときの人生を楽しむことができない。

　これには，頭が先回りしはじめたら，「ストップ」と声を出してそれ以上進む

のを中止させるのが効果的である。今このときを楽しむことが大切である。自分の人生に，できるだけユーモア，笑い，喜びを取り入れる。

㉑嘘をつかなくてもよいときに嘘をつく

　自分に対して正直になれず，出てくる思考や感情を否定したり，疑ったり，無視したりする。つく必要のないときにも，つい嘘を言って相手をかばったり，その場をとりつくろったりする。

　子どものころから家族にいろいろな秘密があったり，親が家の外へは体裁をつくろって，嘘をついているのを見たり，自分もその嘘に参加させられたりして育つと，つく必要のないときにまで嘘をつく習慣がついていることが多い。

　これには，まず自分に対して正直になることが大切である。出てくる考え，感情，感覚を否定しないで受け入れること。「この感情は，私のもので本物である」と自分に言い聞かせる。心の中では辛いのに，表面ではニコニコ仮面をかぶるのはやめることである。そして真実を語った後は出てくる結果に責任をとる。

㉒自己の確立ができていない

　自分に自信がなく，相手に幸せにしてもらいたいと思っている。自分の人生の目的や自分はいったい誰なのかがはっきりせず，自分を大切にしたり，肯定し受け入れられない。

　これには，まず自分はどういう人間になりたいか，人生に何を求めているかを探る必要がある。自分の幸せは自分でつくっていくものであることを自覚し，自分のアイデンティティを自分でみつけることである。自分のことをよく知るために，親や兄弟姉妹，先生などにどんな影響を受けて育ってきたか調べてみる。健全な自己の確立をするためには，過去の心の傷の癒しが大切である。自助グループ，サイコセラピー，ワークショップなどに参加して仲間と一緒に癒しをしていく。

　　　　　　　　＊　　　　　　＊　　　　　　＊

以上が共依存症者の行動パターンの主なものと，その対処法である。共依存的行動は，子どものときに機能不全な家庭で学んだものや，不全さから生き残るために築き上げた防衛機制であったりする。身体的，性的，精神的なさまざまな虐待があった家族。親のひとりがアルコール依存症で，もう一方が共依存症者であった家族。親と子の関係が逆になって，小さいときから親の世話をさせられてきた家族。これらの機能不全な家庭で育ったいわゆるアダルト・チルドレンが共依存症的な行動を長い間培い，結婚しても相手の世話をすることで自分の存在価値を確かめようとするのは不思議ではない。

　共依存症的行動パターンが，このように小さいときから築き上げられた根の深い行動である場合は，サイコセラピー，ワークショップ，自助グループ，本やテープなどを利用して総合的に心の傷の癒しをすることが大切である。

　共依存症からの回復というのは，ただ単に共依存的行動パターンをやめるというだけでなく，真にやさしい思いやりのある，しかも自分を大切にできる人間に成長していくことである。

　今まで，ごく普通のことだと考えられてきた共依存的な行動が，実は自分も他人も苦しめるものであることに気づいて，回復のステップを始める人がひとりでも増えることを願っている。

235

資　料

セルフヘルプ・グループ等一覧

(2007年3月現在)

グループ名	グループの概要	問い合わせ先
ファミリーアノニマス	1995年に始まったアルコール依存症者などアディクトの家族と友人の集まり。グループは，船橋・横浜・市川・王子・東浦和にある。	月～金　20～22時 TEL　070-5727-4502
NAR-ANON （ナラノン）	1967年に米国で誕生し，日本では1989年に始まった薬物依存症者の家族と友人の集まり。グループは，東京・埼玉・茨城・群馬・千葉・神奈川・愛知・三重・大阪・福岡・沖縄にある。 Narcotics Anonymousの略。	月～金　10～16時 TEL&FAX 　03-5951-3571 NAR-ANON JAPAN GSO
GAM-ANON （ギャマノン）	1960年に米国で誕生し，日本では1991年に始まったギャンブル依存症者の家族と友人の集まり。グループは，宮城・東京・神奈川・愛知・大阪・福岡にある。 Gamblers Anonymousの略。	月～金　10～16時 TEL　03-3329-0122 AKK事務所内 　　GAM-ANON
やどかり	摂食障害者の親のグループで，1994年4月に発足した。ミーティング（クローズド）は毎週火曜日の13～16時にNABA事務所内で開かれている。横浜と下関にもグループがある。	火　13～16時 TEL　03-3302-0580 　　　03-3302-0710 やどかり
ざりがに	摂食障害者の親・家族の立場の人たちが対象。1997年4月に設立され，原則として毎月第3日曜日に所沢市女性センター「ふらっと」で13：30～15：30までミーティングを開いている。	木以外の毎日 9～21時30分 TEL　042-921-2220 所沢市女性センター ふらっと
S-ANON （エサノン）	性依存症者の家族と友人の集まり。日本では1997年10月に誕生した。毎月第4土曜日に所沢で10：30～12：00までミーティング（クローズド）を開いている。 Sexaholics Anonymousの略。	〒358-8799 入間市郵便局私書箱7号 S-ANON

AKK （エイ・ケイ・ケイ）	1986年2月に設立された当時は、「アルコール問題を考える会」としてスタートした。現在はアディクション問題に関心をもつ市民が対象。「アディクション問題を考える会」の略。	月〜金　10〜16時 TEL　03-3329-0122 AKK
AG （エイ・ジイ）	1992年5月に誕生した対人援助職（医療・保健・福祉・教育など）のセルフヘルプ・グループ。対人関係の問題から回復したい願望があれば，メンバーになれる。グループは，北海道・東京・埼玉・長野・静岡にある。 Awakening Groupの略。	e-mail： ag-gso@excite.co.jp
CoDA （コーダ）	1986年10月に米国（アリゾナ州・フェニックス）で誕生した共依存者のセルフヘルプ・グループ。日本では2000年10月にグレース・グループが誕生し，毎週木曜日19：00〜20：30まで川越でミーティングを開いている。 Co-Dependents Anonymousの略。	〒350-0299 坂戸郵便局留 CoDA-JAPAN （資料請求の方は260円分の切手が必要）

あとがき

　「共依存」というと，一般的には「持ちつ・持たれつ」の人間関係だと思われやすい。しかし実は「持ちつ・持たれつ」の関係には似て非なるものがある。ひとつは対等・平等・公平という健康的な人間関係であり，もうひとつは支配・服従という病的な人間関係である。前者が相互依存（inter-dependence）であり，後者が共依存症（co-dependence）である。そこで《必要》になるのは，その関係が健康的か病的かを見分ける賢さだ。

　共依存症者は「私が助けてあげなければならない」と強く思い込んでいる。自立した相手ならそうした手出しや口出しを上手にかわすこともできるだろう。しかし依存的な相手の場合は「好意」と受け取るし，共依存症者のほうも「よかれ」と思ってやるために，互いが気づかないうちに支配・服従関係が始まってしまう。人間関係を壊した原因が自分で分かっていても認めないのなら「否認」だが，共依存症者は自分が相手の回復を妨げているとは思っていない。

　だからこそ回復プログラムは依存症者だけでなく，依存症者の家族にも《必要》なのだ。家族療法では患者をIP（Identified Patient）と呼んでいる。それは「家族の中から患者として選ばれた人」という意味で，誰もがIPになりうるということだ。FC（First Client＝最初に相談場面に登場した人）が家族であっても，回復プログラムをやらなければ，アッと言う間に家族は依存症者に追い抜かされてしまう。

　これまで共依存症は，「愛情という名の支配」「恋愛嗜癖」「嗜癖としての愛」「ラブ・アディクション」「偽りの愛」「自己喪失の病」など，さまざまに形容されてきた。この本のサブタイトルを結局「自己喪失の病」にしたのだが，それは共依存症者の愛は自己喪失という病気の症状であり，その底流にあるのは自己肯定感情（セルフエスティーム）の低さだと考えたからだった。この自己肯定感情の低さは他の依存症にも共通するものだ。

　子どものころ食べ終わったアイスキャンディの棒を地面に立て，回りを砂で

固める遊びをした人はいると思う。仲間と順番にその砂を削っていって，棒を倒した人が負けというあの遊びだ。アイスキャンディの棒は依存症者，回りの砂は共依存症者だと考えると実に象徴的な遊びである。棒が倒れないのなら，砂がしっかりと支えているからだ。共依存症者が依存症者の問題から手を放せば，棒が倒れるように依存症者は自分の問題に向き合わざるを得なくなる。

　共依存症は《必要》とされることを《必要》とする病気である。だからやる《必要》のないことを熱心にやろうとするが，本当にやる《必要》があることはやろうとしない。共依存症から回復してくれば，《必要》だと思ってやっていたことが，実は《不必要》だったと思う日がくるかもしれない。依存症者の最大の資産は，無尽蔵とも思えるエネルギーだ。その豊富なエネルギーを今度は自分や同じ問題で苦しんでいる人たちに使えば，有効な利用方法になる。

　相手の自己解決力を信じていないのは，自分の自己解決力を信じていないからだ。自己肯定感情を少しでも引き上げるためには，よけいな手出しや口出しが《必要》になる。その結果，相手の自己解決力や回復力，復元力などを奪うのだから，獲物の血を吸って生きるバンパイア（吸血コウモリ）同然である。共依存症者は自己評価ができないために，その評価を他者に委ねてしまう。その結果，一喜一憂する人生を送ることになる。

　だから自己評価がしっかり確立しない限り，共依存症から回復することは難しい。自分には自己解決力があるはずだし，相手にもそれはあるはずだと考えられれば，よけいな手出しや口出しをする回数は確実に減ってゆくだろう。アルコールやギャンブルなどの依存症なら，スリップすればすぐそれに気づくことができる。しかし，共依存症はスリップしてもなかなかそれに気づけない。だから日常がスリップ状態になっている。ではどうすればいいのか。

　「簡単な擦り傷や切り傷には目をつむることにしよう。それは大きな怪我を救うことになるだろうから。でも命にかかわるような場合には手を出そう」こ

239

あとがき

　れを筆者は他者とかかわるときの基準にしている。依存症は治癒のない病気だが回復可能な病気でもある。筆者が今も相互援助グループのミーティングに通い続けているのは，そこで健康的な人間関係をしっかり学びたいからだ。ミーティングは，まさに経験と力と希望を分かち合える最良の場になっている。

　本書が出版されたのは2000年の早春だった。その秋，筆者は日本で最初の共依存症から回復するための相互援助グループを，仲間たちと立ち上げた。それから20年以上になるが，その間にこのグループは全国に広がり，ミーティングに通う仲間も増えている。始めたころに比べれば，筆者もこの病気に対する理解を多少は深められるようになったが，その一方で共依存症は「アルコール以上に巧妙で不可解で強力な依存症だ」とあらためて思うようになった。

　初版は執筆者をはじめとして，熊谷順子・大嶋栄子両氏による翻訳協力や，たくさんの方々の励ましがあって完成させることができた。今回の増刷で，あとがきを書き替える機会を作ってくださったのは，担当の澤誠二氏と小宮章氏だ。この場をお借りしてお二人にも深く感謝したい。

　2022年 新緑の朝

こころの相談室 リカバリー
吉岡　隆

執 筆 者 一 覧

【序章】………………………………吉岡　隆：よしおか　たかし
　　　　　　　　　　　　　　　　　　　　（編者）

【第1章】

1．夫のアルコール依存……………芳村　霞：よしむら　かすみ

2．子どもの食物依存………………石井裕子：いしい　ゆうこ

3．夫の暴力…………………………沢井　藍：さわい　あい

4．夫の薬物依存……………………水木みどり：みずき　みどり

5．児童虐待…………………………大内れい子：おおうち　れいこ

6．夫のアルコール依存……………中山可寿子：なかやま　かずこ

7．夫の性問題………………………青山みどり：あおやま　みどり

8．夫のギャンブル依存……………亜南詩織：あなん　しおり

9．夫のアルコール依存・子どもの薬物依存…伴　楠緒子：ばん　なおこ

10．子どもの食物依存………………松本より子：まつもと　よりこ

11．子どものアルコール依存………山上　潔：やまがみ　きよし

12．夫の暴力…………………………野本律子：のもと　りつこ

解説．共依存からの回復とは何か………信田さよ子：のぶた　さよこ
　　　　　　　　　　　　　　　　　　（原宿カウンセリングセンター）

【第2章】

1．教師・生徒関係…………………西田隆男：にしだ　たかお
　　　　　　　　　　　　　　　　　（自由の森学園）

2．児童福祉施設職員・児童関係……西澤　哲：にしざわ　さとる
　　　　　　　　　　　　　　　　　（日本社会事業大学）

3．ワーカー・クライエント関係……岡崎直人：おかざき　なおと
　　　　　　　　　　　　　　　　　（国立療養所久里浜病院）

4．治療者・患者関係………………関　紳一：せき　しんいち
　　　　　　　　　　　　　　　　　（埼玉県立精神保健総合センター）

5．弁護士・依頼者関係……………森野嘉郎：もりの　よしろう
　　　　　　　　　　　　　　　　　（池袋市民法律事務所）

6．保健婦・来談者関係……………徳永雅子：とくなが　まさこ
　　　　　　　　　　　　　　　　　（世田谷保健所）

執筆者一覧

7. 聖職者・信者関係………………ロイ・アッセンハイマー：Roy Assenheimer
  （マック・ダルク）〔訳＝吉岡隆：よしおか たかし（編者）〕
8. セラピスト・クライエント関係…高畠克子：たかばたけ かつこ
  （東京都精神医学総合研究所）
9. 回復者カウンセラー・依存症者関係…関口富見江：せきぐち ふみえ
  （マックデイケアセンターリブ作業所）
解説. 対人援助職の共依存………………遠藤優子：えんどう ゆうこ
  （遠藤嗜癖問題相談室）

【第3章】
1. 精神医学の立場から……………佐野信也：さの しんや
  （防衛医科大学校精神科）
2. 臨床心理学の立場から…………ジェームス・サック：James Sack
  （ルーテル学院大学）〔訳＝吉岡隆：よしおか たかし（編者）〕
3. 教育学の立場から………………ウェンデル・セント・ジョン：Wendell St.John
  （ICAトラベリングセミナー）〔訳＝熊谷順子：くまがい じゅんこ
  （ファミリーズ・ファースト）〕
4. 文化人類学の立場から…………野村直樹：のむら なおき
  （名古屋市立大学）

【終章】……………………………………西尾和美：にしお かずみ
  （サイコセラピスト）

資料…………………………………………吉岡 隆：よしおか たかし
  （編者）

所属は執筆時

242

編者紹介

吉岡　隆
（よしおか　たかし）

1946年浦和市生まれ。上智大学、同大学院卒業。ソーシャル・ワーカー。東京都立松沢病院，埼玉県川越児童相談所，埼玉県越谷児童相談所，埼玉県立精神保健総合センターなどを経て，1998年にこころの相談室リカバリーを開設。相互援助グループとの協同をテーマに活動を続けている。主な共編・著書は『依存症』(1998)，『アルコール依存症は治らない』(2013)，『窃盗症 クレプトマニア』(2018)，『ギャンブル依存症』(2019) いずれも中央法規出版，『援助職援助論』(2009) 明石書店など。

共依存──自己喪失の病

2000年3月1日　初版発行
2022年9月1日　第2版発行

編　者	吉岡　隆
発行者	荘村明彦
発行所	中央法規出版株式会社 〒110-0016　東京都台東区台東3-29-1　中央法規ビル TEL　03-6387-3196 https://www.chuohoki.co.jp/
印刷・製本	図書印刷株式会社
装幀・本文フォーマット	斎藤みわこ
挿　絵	豊田恵子

ISBN978-4-8058-1875-6
定価はカバーに表示してあります。
落丁本・乱丁本はお取り替えいたします。
本書のコピー、スキャン、デジタル化等の無断複製は、著作権法上での例外を除き禁じられています。また、本書を代行業者等の第三者に依頼してコピー、スキャン、デジタル化することは、たとえ個人や家庭内での利用であっても著作権法違反です。
本書の内容に関するご質問については、下記URLから「お問い合わせフォーム」にご入力いただきますようお願いいたします。
https://www.chuohoki.co.jp/contact/